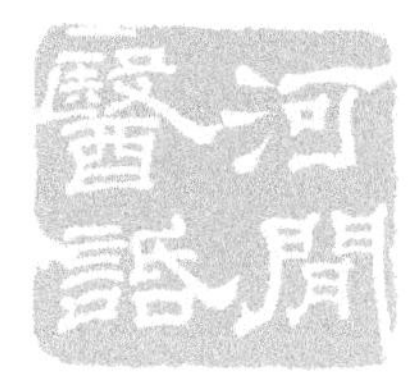

河 間 醫 話

章來峰 / 著

章肖峰 / 録

章聖武 / 訂

章聖文　蔡定芳　金松亭 / 同校

章　曦 / 參校

上海科学技术出版社

内 容 提 要

　　浙江温州章氏醫門章來峰、章肖峰、章祖峰祖孫是三代名醫。《河間醫話》中"話"的部分是來峰公生平治學臨証的結晶，也是整部《河間醫話》的精華。書中"論"的部分是章肖峰先生對"話"的發揮與提煉，書中"按"的部分是章聖武先生對"話"的感悟與闡釋。《河間醫話》展現溫州章氏醫門三代名醫理論與臨床緊密聯繫，理法與方藥絲絲入扣的學術核心，也是中醫傳承的成功典範。

圖書在版編目(CIP)數據

　　河間醫話 / 章來峰著. —上海：上海科學技術出版社，2018.1

　　ISBN 978 - 7 - 5478 - 3862 - 4

　　Ⅰ. ①河… Ⅱ. ①章… Ⅲ. ①醫話－匯編－中國 Ⅳ. ①R249.1

　　中國版本圖書館 CIP 數據核字(2017)第 311717 號

河間醫話

章來峰　著

上海世紀出版(集團)有限公司
上 海 科 學 技 術 出 版 社　出版、發行
(上海欽州南路 71 號　郵政編碼 200235　www.sstp.cn)

字數 87 千字
2018 年 2 月第 1 版　2018 年 2 月第 1 次印刷
ISBN 978 - 7 - 5478 - 3862 - 4/R · 1534
定價：38.00 元

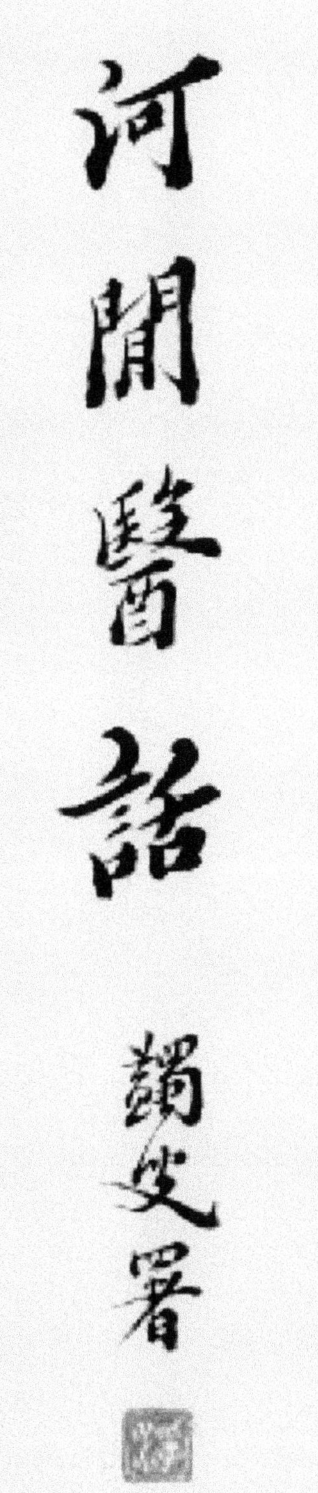

馬一浮題字

河間醫話

章來峰先生遺著

丙戌孟春顗文題

馬一浮題字

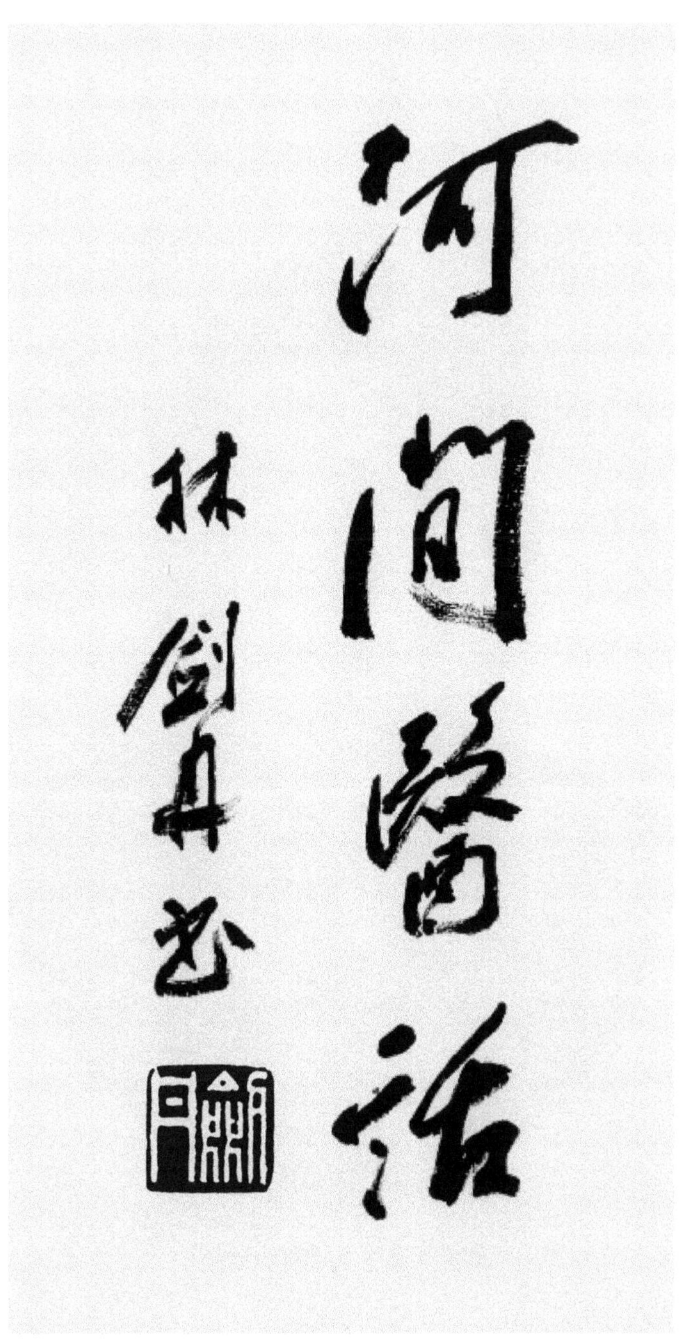

林劍丹題字

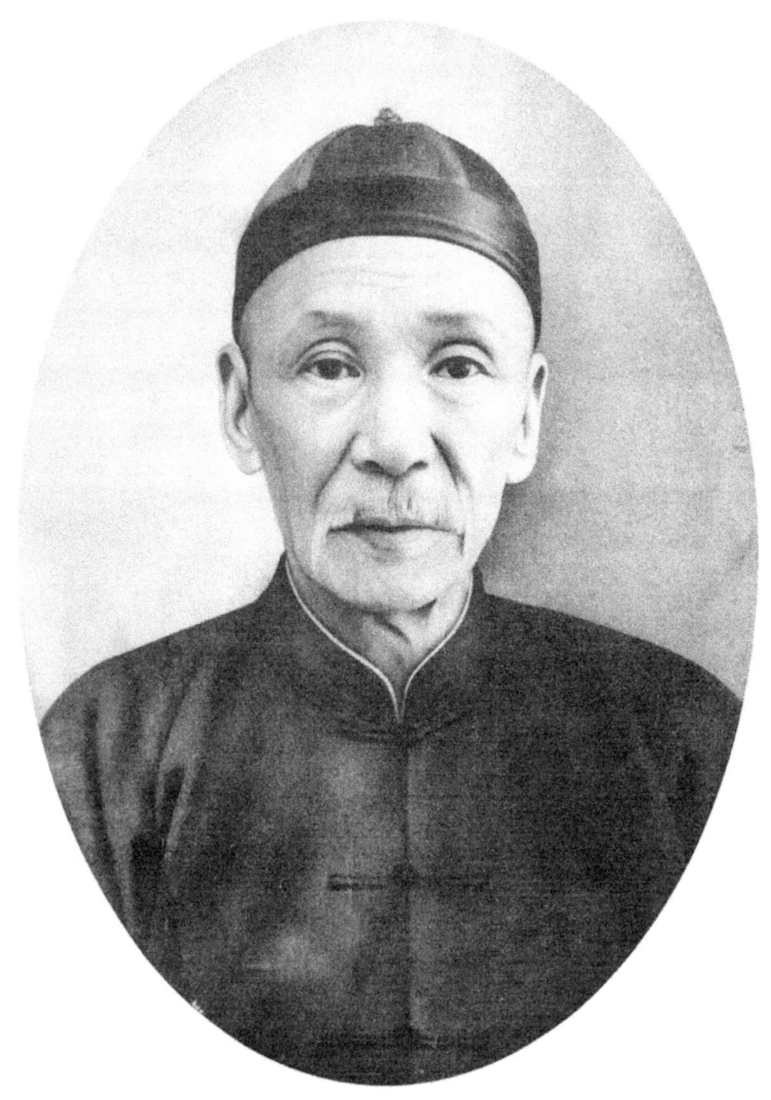

章來峰先生（1872—1945）

章來峰先生小傳

先祖父章來峰公，生於 1872 年同治壬申，卒於 1945 年民國乙酉，享年 73 歲。先祖父名宜，字來峰，以字行，浙江平陽人，受業陳虬利濟醫學堂。陳虬字慶宋，號蟄廬，浙江樂清人，光緒己丑舉人，近代著名改良派思想家，國醫大師。利濟醫學堂乃近代首所新式中醫學校。來峰公學成遷居永嘉（溫州市），始就職永嘉普安施醫施藥局，旋即懸壺開業。先祖父業深受陳虬公影響，嘗謂中西醫術，各擅所長。雖療法不同，其爲人類謀福利一也，宜無門户之見。先祖之治學也，臨症辨證獨尊仲景葉桂，選方用藥推崇《本經疏證》。他如宋元明清諸家，涉獵深淺皆有所得，而于隱庵修園之學尤多卓識。先祖嘗言：夫醫不能生人，能不誤人即爲良醫。不起之病醫能起之，其非必死之證，而有可生之機明矣。而治不癒之證，未必無可生之理，或由醫之識見未真，操術欠精使然。故使治癒百人誤殺一人，功不足以抵過。然百人之癒，非醫生之，而一人之誤，實醫殺之也。是以其誤也，無異以梃與刃之殺人。醫之治病也，必先問病者之情志，其平日苦樂若何，既病之後其症狀若何，再診其脈與病合否。四診十問，已得其詳，於是參研病理，辨別其在腑在臟，在經在氣，内傷外感，寒熱虛實，所用之藥，遵何法本何方而剪裁。如此治病，雖不能盡癒諸證，亦可十得其七八，故治癒一病，確有理存，當其授方之際，已能效操左券矣，俗有藥醫有緣人之説，若此則病之癒否，悉屬偶然而無關於醫矣，奚可哉！

先祖博涉知病，多診識脈，師古不泥，創新尊宗，屢用名方而起沉苛，活人無數，名噪浙南。1916 年民國丙辰春王岩昭病春溫失治變爲壞證，自汗身熱，二旬不解，脈浮而弱，口渴舌絳而潤，便秘溺赤，身重多睡眠，神識不清。此即《傷寒論》溫病，因醫發表攻下消食之劑雜投，一逆尚引日，再逆促命期。《論》未出方，思惟桂枝甘草龍骨牡蠣湯爲陽虛誤下救逆法。溫病誤治，當救其陰。遂以白芍易桂枝，與白芍、炙甘草、龍骨、牡蠣各三錢，二劑其病即瘥。1928 年民國戊辰秋西醫方志誠患濕溫，身熱無汗，不饑不食不便，苔白溺赤，胸悶，渴不欲飲。午後熱至四十度，天明減至三十八度，每日如斯。治法悉宗葉氏，苦辛溫佐以淡滲，甘露消毒散，三仁湯，瀉心湯加減，分消上中下，半月而瘳。1930 年民國庚午秋張寅生家人患霍亂入白累德醫院未效，面色㿠白，口渴苔薄，時噦，大便

一日二三次，脈濇，手足自温，與大劑竹葉石膏湯合左金加茅根、葦莖、鮮藕各二兩，杷葉、通草、竹茹各五錢，煎湯代水，一日二劑，其病即瘳。1932 年民國壬申仲秋李曉梅身熱下利，嘔惡口渴，脈數，溺赤無汗。先祖曰：此系厥陰中見少陽證耳。白頭翁加旋覆、代赭、沙參、蓮子、扁豆、薏仁、貝母、花粉、滑石、銀花，以葦莖、杷葉、竹茹、通草、藕肉、海蜇、地栗煎湯代水，服後利已、嘔止，得汗熱解，諸證若失。諸如此類，盡祥《河間醫話》。

先祖曰：讀先賢書豈易事哉，必先能得其人之心，而後始能闡發其書之旨。注《傷寒論》者王叔和、成無己爲最早，而二氏皆言傷寒一百十三方，三百九十七法。至清陳修園非之，言仲景之書方外有方，法外有法。余始疑之，後讀《論》十年乃知不謬。夫生古人千百年之後，上求古人之心，不得其心，烏可謂能讀其書哉。值此先祖《河間醫話》問世之際，謹書先祖小傳如述，伏祈不以長孫祖峰不學無術則幸甚。

2017 年丁酉冬月長孫章聖武祖峰撰于温州章氏醫門

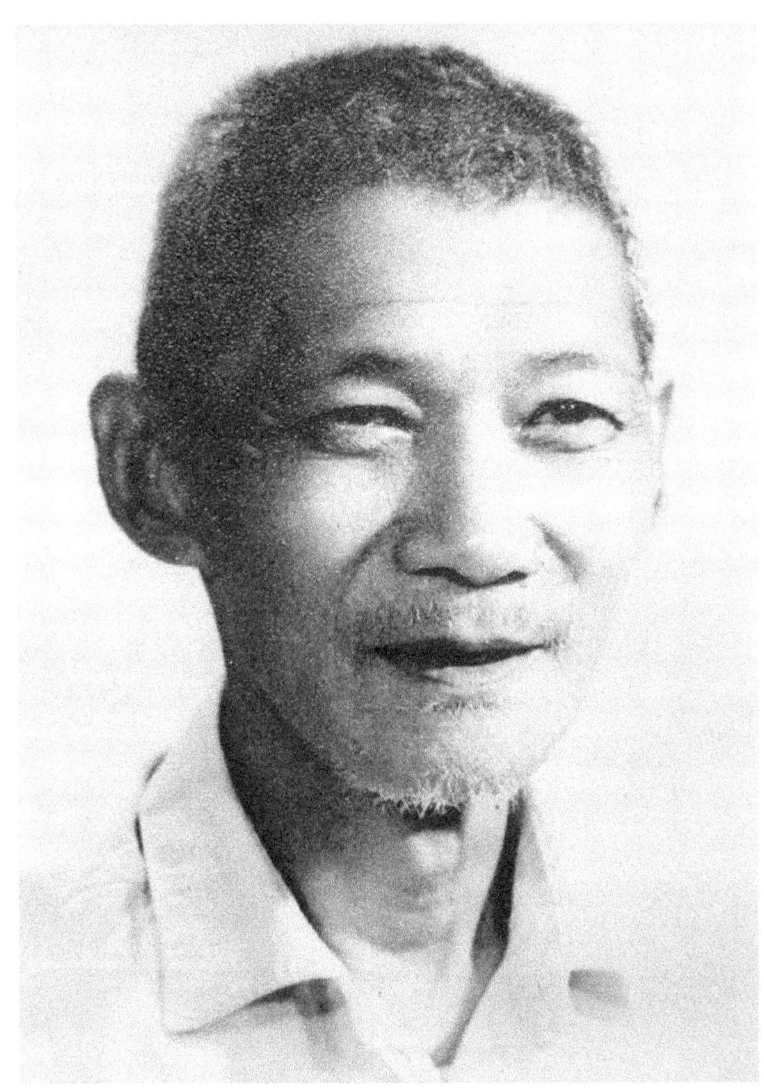

章肖峰先生（1915—1987）

章肖峰小傳

先父章肖峰公，生於 1915 年中華民國乙卯，卒於 1987 年中華人民共和國丁卯，享年 73 歲。先父名興，字肖峰，以字行，溫州市人，祖籍溫州平陽，處方署號"河間醫廬"。先父幼承庭訓，苦讀四書五經，年十六隨先祖父習岐黃術，《河間醫話》乃先祖父來峰公口述，先父筆錄之作。民國乙酉先祖父來峰公卒，先父遂懸壺永嘉上塘、樂清大荊等地。其治學也，遵宗隱庵修園，而于仲景葉桂尤多心得。臨症辨脈識病言必歸經旨，處方遣藥絲絲入扣，屢用達方，活人無數，聲名鵲起：輒以仲景苓桂术甘湯治美尼爾病起則頭眩身爲振振搖者，真武湯治功能性子宮出血崩漏，黃土湯治上消化道出血便黑面白，桂枝加芍藥湯治急性闌尾炎腹痛拒按，張元素桂苓甘露飲治尿崩症口渴小便不利，劉河間防風通聖散治皮肌炎肌痛皮疹，李東垣清暑益氣湯治壯火食氣，張景岳金水六君煎治慢性阻塞性肺氣腫痰盛咳喘，易思蘭暢衛舒中湯治肺鬱寸脈獨沉，薛生白青附金丹治肝硬化脾虛臌脹，高士宗頓咳方治小兒百日咳，陳修園消水聖愈湯治腎病水腫……學術悉本先祖而發揮焉。《丹溪心法》單味大黃茶煎治頭痛如破法，先父師其法，輒以單味大黃六十克酒炒三次濃茶調服治療蛛網膜下腔出血，療效頗佳。嘗謂：一人而系一世之安危者，必重其權而專任之；一物而系一人之死生者，當大其服而獨用之。先父晚年專注佛學，自號河間居士，嘗謂我心便是佛，人心貴實，火心貴通。講經釋疑，傳薪佈道，人稱佛學造詣不下醫學。

《素問·六微旨大論》曰：少陽之上火氣治之，中見厥陰；陽明之上燥氣治之，中見太陰；太陽之上寒氣治之，中見少陰；厥陰之上風氣治之，中見少陽；少陰之上熱氣治之，中見太陽；太陰之上濕氣治之，中見陽明。所謂本也，本之下中之見也，見之下氣之標也。本標不同，氣應異象。《素問·至真要大論》曰：少陽太陰從本，少陰太陽從本從標，陽明厥陰，不從標本，從乎中也。故從本者，化生於本，從標本者有標本之化，從中者以中氣爲化也。先父于此見解精深，嘗謂六氣本標中氣不明不可以讀《傷寒論》。喻嘉言《寓意草》有醫者意也之歎，程鍾齡有《醫學心悟》之作，意之凝釋，剖判荒茫，顧不危耶？《內經》所謂微妙在意是也。一病當前先以意爲運量，病機安危倚伏莫不緜意。殺機每隨於陰幽，生機恒苞于粹白，天地之

道，近在胸臆，汝輩謹記。教誨之時音容聲貌宛在眼前。

1956 年先父就職溫州市中醫院門診部，後任溫州市第二人民醫院中醫科主任，兢兢業業，鞠躬盡瘁，行事低調，淡泊名利，口碑甚好。先父遺著有《河間醫話附篇》《臨證指南選讀》《素問選讀》《名方發揮》等，尚未刊行。《名方發揮》原名《協定處方》，反映章氏醫門博涉知病多診識脈屢用達方學術精髓。先父畢生業岐黃術，衆門生執弟子禮頗恭且學有所成，師弟蔡定芳、金松亭爲其佼佼者。先父見背三十載矣，余亦垂垂臻仗朝之年，《河間醫話》付梓之際，謹書小傳，遙寄思父之情。

2017 年丁酉冬月長子聖武祖峰撰于溫州章氏醫門

章氏醫門傳承譜

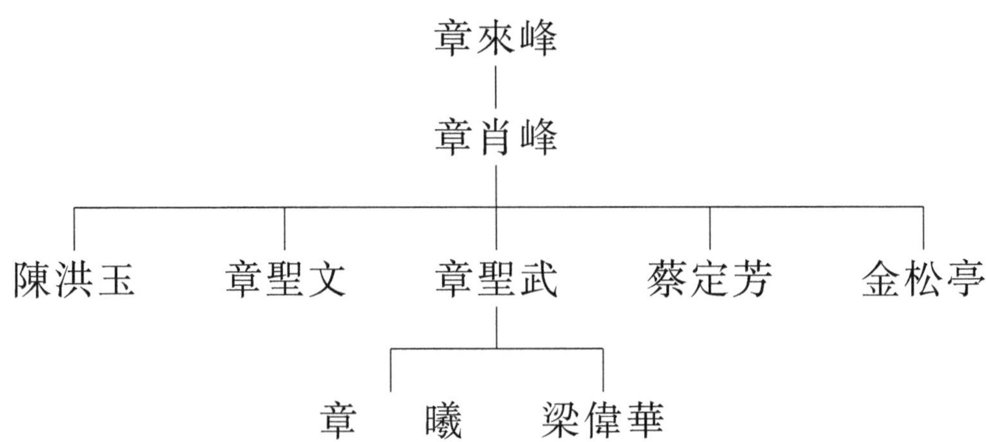

章來峰自序

　　余年三十始習醫。初讀修園書，見其言必歸經論，於是知《傷寒》《金匱》爲醫家必讀之書，乃抄讀其文，晝夜不輟者三載。嗣閱張隱庵《傷寒集注》《侶山堂條辨》《本經崇原》及高士宗《素問直解》《醫學真傳》，余之所以究心於二氏者，亦以修園嘗稱其書也。他如柯韻伯《論翼》、喻嘉言《醫門法律》《寓意草》、尤在涇《金匱心典》《傷寒貫珠集》、徐靈胎《醫學源流論》《蘭台軌範》《慎疾芻言》《洄溪醫案》等，二載之中而歷覽殆遍焉。至於修園之所以貶斥，概摒不入目。是年，余年三十五，其冬受永嘉徐君蓉村聘，往診其如夫人疾，遂居焉。當余之初居永也，遇行道者，與言經氣，大都茫然不解。詢問所學，爲《本草備要》《醫方集解》耳！上焉者，則《溫病條辨》《溫熱經緯》而已。因思時行之書雖駁而不純，然披沙揀金，豈絶無所得？但非入門之途徑，奉行之圭臬耳。爰購王孟英、章虛谷、吳鞠通三家醫書，知其學本葉氏，遂取《指南》加以紬繹，確乎其學有淵源，耐人尋味，不禁爲之三歎。

後讀《溫熱經緯》之方解，知鄒潤安之識超乎前人，其《本經疏證》闡明經論，別具手眼，融諸家於一爐，可稱觀止矣。年五十，而《千金》《外臺》、金元諸家，雖一經涉獵，所得無多，即《世補齋》前後集、《金鑒》等書，亦常恨讀難終篇。惟吳又可《瘟疫論》、楊栗山《寒溫條辨》、孔毓禮《痢疾論》、沈堯封《女科輯要》、林之翰《四診抉微》、陸養愚《醫驗》、易思蘭《醫案》，則喜其篇小而易窺，學專而言精。今六十有餘矣，所有醫書均廢諸閣上，案頭僅存《傷寒》《金匱》、葉氏《指南》而已，每逢診暇，玩讀不倦。去年余六十有六，次男興二十有三，自十六攻讀岐黃積七載矣。旦日開診，常居案側，代余處方，遂日授以醫話一則，或方或案，命筆之於冊。爲是者半載，後值"七七之變"而中止焉。今夏友人仇北雁過余，見所錄而喜，且乞授之梓。噫！夫前代名醫如薛立齋、張景岳、趙養葵輩，類皆鴻儒，其所著述，有引《周易》征音律而爲言者，尚不免爲靈胎、修園之所貶，指爲害道之言。余何人耶，而敢言著述哉？是作也，惟以三十年來，一得之愚，舉教吾子，以助其所學，他日能造福人群，則余之責願足矣。乃辱見寵愛，采及芻蕘。他山之攻，實深望焉。

時在 1938 年民國戊寅秋月平陽章宜來峰識於永嘉醫寓

凡　例

一、本編雖名醫話而實具醫話、驗方、醫案三焉，亦猶詩話中之附有詩也。蓋醫話之作，意在標前賢之名言至論，以揭一時一方之弊利，有關爲醫大體者，驗方者，非予之方，亦非所謂海上奇方也。乃三十年來，舉經方時方試用於今日而屢驗者也，故爲之發揮，糾正古方不可治今病之謬。案中論治，多本古之成方，成法，或稍有異，則依經旨以化裁。

二、本編之説，旨在尊崇經學，糾正俗説，其間略抒己見，然亦一得之愚耳。

三、本編所集諸案，六淫列前，雜病殿後；前後意義仍一以貫之。

四、編中徵引之文，《靈》《素》簡稱《經》，《本草》稱《本經》，《傷寒》《金匱》稱《論》，其餘或標其氏，或題其名，或加一述字，以資識別。

五、方下證治，悉依原書，有文多不及備録者，則節取數章系之。

六、經方藥量，悉本古稱折算，俾尊古而便俗。至於時方，則或標分兩，或即省去，示別于經方也。

七、本編稿未竟，適遭"七七之變"，因而中止，故編間有案無方者，且俟之來日。如吳寶芳案雖在變後，因有參考價值，故先行採入。

目　録

1　論醫不足以生人

【話】夫醫不能生人，能不誤人即爲良醫。不起之病醫能起之，其非必死之證，而有可生之機明矣。而治不癒之證，未必無可生之理，或由醫之識見未真，操術欠精使然。故使治癒百人誤殺一人，功不足以抵過。然百人之癒，非醫生之，而一人之誤，實醫殺之也，是以其誤也，無異以梃與刃之殺人。

【按】讀此則知爲醫者，固當知病，尤當知己，知己之不足，而日求精進，始不愧於醫者之心。

2　論治在辨證兼辟俗説之謬

【話】醫之治病也，必先問病者之情志，其平日苦樂若何，既病之後其症狀若何，再診其脈與病合否。四診十問，已得其詳，於是參研病理，辨別其在腑在臟，在經在氣，內傷外感，寒熱虛實，所用之藥，遵何法本何方而剪裁。如此治病，雖不能盡癒諸證，亦可十得其七八，故治癒一病，確有理存，當其授方之際，已能效操左券矣，俗有藥醫有緣人之説，若此則病之癒否，悉屬偶然，而無關於醫矣，奚可哉！

【按】藥醫有緣人，緣於醫者執門户之見，而學有偏廢所致。

3　論風温、暑風、濕温、秋燥之治

【話】風温、秋燥、暑風，初感由口鼻吸入，手太陰受病，脈右寸浮大，證見咳嗽、鼻塞、呼吸不利、身微熱、惡寒、咳出青黃濁唾，重則頭疼痛，病在上焦肺衛，不涉於經。治法當宗葉氏，微辛以宣通，微苦以清降，薄味輕揚，以開其上。方劑輕則桑菊飲、杏蘇散加減；重則麻杏甘石加入清火豁痰展氣之品。其感受之輕者，亦可不治自癒，《經》所謂巨陽引精者三日，中年者五日，不精者七日是也。

温者，熱之漸。《經》言先夏至爲病温，後夏至爲病

暑。其證身熱、口渴、溺赤，初或微惡寒，終必有熱無寒，大便或秘或溏，不但與傷寒不同，即與濕溫亦各迴異。初病肺衛爲在表，順傳入胃爲在裏，涉歷三焦，遞傳營血，其始末層次，大致如此。治法：初起病在衛，脈右大於左，藥宜苦、辛、涼，佐以淡滲，旨在宣達氣機，無致裏結，而易解耳。不可一見溫病，即投寒涼，以凝其衛陽，致邪不得外達；既至於裏，梔豉湯，小陷胸湯等，以開陽明之闔，亦須加入舒展氣機之品，使痰行熱降，邪勢自孤。初方：輕者銀翹散，辛涼平劑；重者白虎湯，辛涼重劑。隨證加菖蒲、郁金、橘紅、遠志、貝母、花粉等，滌痰展氣，禁苦寒攻下，直走腸胃，誤用者貽害無窮。在裏，總以胃津爲重，胃津濡潤，則邪熱下行爲順。若偏見火化，舌苔黃燥，胃實譫語，調胃承氣湯可投。若亢熱傷陰，勢成燎原，津亡立待，急下之法，必不可緩。而余於此，未曾身歷，如邪熱蘊結未解，逆傳心包，舌絳神昏譫語，宜牛黃清心、《局方》至寶、紫雪、神犀之屬，芳香通絡、清宮清營，若平素陰虛，內風易動，氣血兩燔之證，最難用藥，彙集諸品於下，以備參考。阿膠、生地、元參、知母、犀角、羚羊，壯水以熄風；石膏、貝母、花粉、絲瓜絡、竹茹、杷葉、炒梔皮、連翹、銀花，清火蠲痰；蘆根、滑石、通草、薏仁等，淡滲以利小便；旋覆、棟實、桑葉、丹皮、栀、芩、連、柏，以泄肝膽之熱；菖蒲、郁金、佩蘭葉、杏仁、枳實，宣通氣機；北沙參、二冬、石斛、蔗汁、藕汁、梨汁、玉竹，甘寒以益胃充津；三甲、蓯蓉、兩頭尖、紫石英，潛陽鎮逆；參、芪、龍、牡，以固脫；甘麥大棗以滋臟躁；扁豆、蓮子，以補虛；海蜇、地栗、竹瀝，以豁痰；古方栀豉湯、黃芩湯、小陷胸湯、竹葉石膏湯、白虎湯、炙甘草湯、犀角地黃湯、白頭翁湯、黃連阿膠湯，皆可引用剪裁。善後甘寒益胃，清肅肺金，通陽不在温，而在利小便，救陰不在血，而在津與液。恐爐煙雖熄，餘火尚存，甘温補益，尚待商量。初證在表，禁羌、防、柴、葛、麻、桂等，辛温發散，恐誤汗以傷津；及至於裏，則忌苦寒攻下，恐裏虛而致邪陷。此證誤治之變：急則爲痙厥，緩則爲虛勞。

風、温、燥、寒、熱，天之氣；濕乃地之氣。濕在五行屬土。土寄四季之末，故病有寒濕、風濕、燥濕、濕温、濕熱，其挾風、挾寒，治之亦易，其癒亦速。原因風性善行，風能勝濕，寒與濕同屬陰邪，必傷於陽，温之即已。挾燥，金土相生，或燥從濕化，清金利小便即解。惟挾温則糾纏，四時皆有。挾暑熱，夏秋居多，病名濕熱，即感暑濕二氣而發，暴則吐瀉霍亂，或痢或瘧，緩則即爲濕温。中氣實病在陽明，中氣虛病在太陰。兼表，每兼少陽三焦；

兼裏，多兼厥陰風木。故初起兼表，有如瘧狀，不可妄投小柴胡；兼裏則身熱、口渴、手足冷，即厥陰厥深熱深，不可誤汗其表。其證脈濡，舌苔或白或黃而濁，渴不欲飲，胸悶、不饑、不食、不便，或便溏溺赤，午後身熱無汗。治法：苦辛溫佐以淡滲分消上、中、下，勿令濕與熱合，則病易已。飲食，酸甘滋膩，在所必禁。候濕邪化熱，轉屬陽明，始可以苦寒撤熱存陰。既至陽明，又不可失下，然下非承氣之謂，如梔豉枳實、小陷胸、涼膈散、潤字丸，均可擇用。苟失下，則津液耗涸，賊及厥陰，風木內動，氣血兩燔，仍如溫熱病救治法：羚羊、犀角、石膏、知母、生地、元參、二冬、石斛等，壯水以熄風，甘寒以益胃。此證所以難治速癒者，初起濕未化熱，不可用寒涼以遏其濕，惟甘露消毒散、三仁湯、溫膽加杏樸、平胃散、藿香正氣等加減，如厚樸、檳榔、草果，均可酌用，此分消上、中、下以分解濕邪，既從陽明化熱，須假陽明以出路，失此必內陷厥陰。如陽明太陰并病，石膏、茅术、草果、厚樸，同用最妙，如蒼术白虎、白虎加厚樸草果。兼少陽加梔、翹、桑、菊，微辛微苦之屬，兼厥陰必加羚羊。若偏於暑，仍是手太陰溫病治法，清肅肺金，甘寒充津爲要，濕爲陰邪，下行爲順，升、防、柴、葛，不可妄投。

　　燥亦六淫之一，沈目南以化氣爲濕爲主，故立方偏于苦辛微温。喻嘉言以復氣爲火爲主，故立方辛涼甘寒。吳鞠通以爲燥氣爲病，輕則爲燥，重則爲寒之異。余謂：外燥即秋金涼氣，較寒輕耳。《指南》立方，率主辛涼微苦，以治肺金。吳氏又云，秋日暑濕居於内，新涼燥氣加於外，燥濕兼至，最難界限清楚，稍不確當，其敗壞不可勝言。《經》云：粗工治病，濕證未已，燥證復起，蓋謂此也。余以清金利小便，如杏仁、栀皮、桑葉、連翹、竹葉、通草、薏仁、貝母、葦莖、滑石等而效。其有咳嗽復氣爲火，以麻杏石甘、杏蘇散等治之。

　　周克庵《暑風論》曰，暑風由口鼻而入，先傷上焦手太陰肺經。其始見證也，或喉痛而腐，或不腐，灑灑惡寒，蒸蒸發熱，有汗不解，遍體現紅暈，舌白膩，首用辛涼平劑，連翹、薄荷、荆芥、銀花、豆豉、牛蒡、桔梗、杏仁、元參、竹葉、馬勃、蔞皮、茅根，可隨證選用，以泄表風穢濁。其繼也，但熱不寒，喉痛仍在，痰涎濁膩，目紅多眵，舌絳無苔，紅痧雜以白痧，煩渴瞀亂，躁擾不安，寐則自語，醒則神清，狀類犀角地黄及白虎湯證，不知肺衛和心營甚近，此系肺熱侵逼包絡，未嘗竟入營分，以神不昏迷辨之，此時遽與犀角是開門揖盜也。陸定圃《慎藥》篇曰：俗治温熱，動手即用羚羊、犀角，邪本在肺胃，乃

轉引之入肝心，輕病致重，職是故耳。或識蒙竅阻，犀角并牛黃清心丸，至寶丹，亦不在禁例，至白虎證，脈洪大，自汗不止，口渴無度，遵古法服之，誠無誤。

4　桂枝加附子湯方論

【方】**桂枝加附子湯**　太陽病，發汗，遂漏不止，其人惡風，小便難，四肢微急，難以屈伸者，此湯主之。

桂枝一錢半	白芍一錢半	炙甘草一錢
生薑一錢半	大棗二枚	附子一錢半

【論】桂枝湯爲調陰陽和營衛之劑。《論》曰：桂枝本爲解肌，蓋脾主肌肉，氣血資生。本方桂枝甘草辛甘化陽，芍藥甘草苦甘化陰，薑棗溫中宮氣血之源，陰陽平秘，營衛調和，外行肌腠而邪解矣。若衛虛不能衛外以爲固，則見惡風汗漏，不能內通腑氣，則見小便難。四肢微急，故加附子以固衛以通陽。

5　吳公甫傷寒治驗

【案】己酉（1909 年）春，吳公甫以感冒風寒，服發表藥，大汗不止，身熱不解。余至診其脈浮，自汗惡風，舌如常，口不渴，足難屈伸，小便難。如法即與桂枝加附子湯，時已逾午病家留余午餐，迨下藥，覆杯即癒。

6　辨芍藥之用

【話】辨藥莫精於《本經》，用藥莫確於《本論》，試舉其例，以示來者。如論太陽病，下之後，脈促胸滿者，桂枝去芍藥湯主之，以胸滿去之也。太陰篇云：本太陽病，醫反下之，因爾腹滿時痛者，桂枝加芍藥湯主之，大實痛者，桂枝加大黃湯主之，以腹痛而加之也。一去一加，而見用芍藥之義。且與大黃并言，益見芍藥之功用矣。下條又申其戒曰：太陰爲病，脈弱，其人續自便利，設當行大

黃芍藥者，宜減之，以其人胃氣弱，易動故也。則知芍藥之功減大黃，爲腹痛而實者之主藥，虛滑不宜用矣。更考《本經》之文曰：芍藥味苦，主邪氣腹痛，除血痹，破堅積，寒熱疝瘕，止痛，利小便，益氣。合之《本論》所用，絲毫不爽，可見古人學術之嚴矣，此爲學者所當究也。

7　桂枝加芍藥湯方論

【方】桂枝加芍藥湯　　《論》曰：本太陽病，醫反下之，因爾腹滿時痛者，屬太陰者，此湯主之。

桂枝一錢半　　　　白芍三錢　　　　炙甘草一錢
生薑一錢半　　　　大棗二枚

【論】本方余屢借其治赤白痢，口不渴，脈緩，手足溫而腹時痛，屬太陰經者，依本方加當歸一錢半，厚樸一錢，吳茱萸八分用之有效。

8　吳寶芳濕溫及痢疾治驗

【案】吳君寶芳，系郡之西溪後瞿人。戊寅（1938 年）夏，因供職過勞，神氣消耗，受暑濕之邪，旬月不解，證瀕危殆。黃君寄宙，其鄉人也，召余至山，診其病，身熱無汗，苔黃而滑，渴喜熱飲，便秘溺赤，默默不食，欲嘔，脈浮滑，心下按之而痛。檢前所服之藥，如增液湯、犀角地黃、安宮牛黃等，蓋臥時心氣不足有錯語，醫者不察，誤爲邪入心包，遂競投罔忌。若熱邪固入心包，必有舌絳神昏譫妄之證，始可用清宮清營，否則雖不殺人，亦糾纏難已。況夏時犀角不可妄用，喻嘉言言之詳矣。今此證系厥陰陽明同病，中焦熱與痰結，久不進食，而胃虛蛔動，與小陷胸湯加椒、梅，藥下證爲之減。次日復診即用本方加梔、豉、枳實以開陽明之合，銀翹、貝母、菖蒲、竹瀝、萊菔汁，以清火豁痰。復二劑，前證遽然霍然。唯咳嗽上氣，脈轉沉弦。宗《金匱》病痰飲者，當以溫藥和之。與方如小青龍去麻、辛加杏、樸，苓桂术甘等出入。後又以飲食不節，早進補益之品，乾嘔腹中雷鳴而下利，投生薑

瀉心二劑，乾嘔腸鳴已，仍腹痛下利紅白，與桂枝倍芍藥加當歸、厚樸、吳萸，而痛已利減，惟後重咳嗽稍有之。再以四逆散加薤白、乾薑、五味子，二劑而痊。病後調攝則香砂六君子之類，至仲秋始剋復原，步履如初。是證也，以暑濕之後，爲飲爲利者，皆因前之寒涼過劑，故熱去而飲旋生，變證如斯。

9　白虎湯方論

【方】白虎湯　傷寒脈浮滑，此表有熱，裏有寒，白虎湯主之。脈浮者陽熱之氣有餘也，滑者，痰之象。《論》曰：裏有寒，此寒字宜作痰解。考《論》中全部無痰字，又如寒實結胸與三物小陷胸湯，亦同此例。證之於藥，則得之矣。傷寒脈滑而厥者，裏有熱也，此湯主之。厥陰篇云：凡厥者，陰陽氣不相順接，便爲厥。此言脈滑而厥者，因痰積於中，致阻其氣道之往來而見厥，然此爲厥發之理，尚非致厥之因也。裏有熱，方爲厥之病因，故厥深熱深，厥微熱微。三陽合病，腹滿身重，難以轉側，口不仁，面垢譫語遺尿，發汗則譫語甚，下之則額上生汗，手足逆冷，若自汗出者，此湯主之。此爲太陽之標陽合陽明之燥，少陽之火，而爲病，然必得自汗出，乃白虎湯之證。

　　生石膏八錢　　　　知母三錢　　　　炙甘草一錢

　　粳米六錢

此爲溫熱之首方。柯韻伯曰：陽明邪從熱化，故不惡寒而惡熱，熱蒸外越，故熱汗自出，熱灼胃中，故渴欲飲水，邪盛而實，故脈滑，然猶在經，故兼浮也。蓋陽明屬胃，外主肌肉，雖有火熱，而未成實，終非苦寒之味，所能治也。石膏辛寒，辛能解肌熱，寒能消胃火，寒性沉降，辛能走外，而擅內外之能，故以爲君。知母苦潤，苦以瀉火，潤以滋燥，故以爲臣。用甘草粳米調和於中，且稼穡作甘，寒劑得之緩其寒，苦藥得之化其苦，使沉降之性質，皆得流連於中也，得二味爲佐，庶大寒之品，無損傷脾胃之慮也。煮湯入胃，輸脾歸肺，大煩大渴可除矣。

又按：三陽合病，而見腹滿身重，乃陽明中見太陰之病，太陰之上濕氣治之。《經》云：濕上甚爲熱，汗之即已，故使濕邪化熱，汗出濕去，無腹滿身重之候，始可用白虎湯專治熱邪，其有濕邪未化，白虎烏可妄投，然則，汗下既在禁例，未得自汗之時，治法當若何，余於此反復論文，求其方外之方，法外之法，竊惟梔子豉湯，可以先開陽明之闔，庶得自汗出。

10　白虎加人參湯方論

【方】白虎加人參湯　太陽中熱者，暍是也，汗出惡寒，身熱而渴，此湯主之，服桂枝湯大汗出後，大煩渴不解，脈洪大者，此湯主之。傷寒若吐若下後，七八日不解，熱結在裏，表裏俱熱，時時惡風，大渴，舌上乾燥而煩，欲飲水數升者，此湯主之。傷寒無大熱，口燥渴，心煩，背微惡寒者，此湯主之。傷寒脈浮，發熱無汗，其表不解者，不可與白虎湯，渴欲飲水，無表證，此湯主之。依前方加西黨參五錢。白虎湯夫既詳矣，其加參者，《論》中用處最廣，悉於汗下後證見渴欲飲水，乃温熱燥火之氣，盛於陽明，胃津被劫，外無太陽之表寒，内無太陰之裏濕，始可加參，以救津液之竭，而滋陽明之燥，且暑熱必傷氣，氣即津也，故爲治暍之主方。在天爲熱，在地爲火，在人爲心，凡曰暍、曰暑、曰熱，皆一也。暑之爲病，有正病、有伏病。何爲伏病，《經》云：凡病傷寒而成温者，先夏至爲病温，後夏至爲病暑。是爲病伏於冬時，越鬱而越熱，與冬傷於寒，春必病温，同例，但分久暫之殊耳。桂枝白虎是其正治之法。《經》云：熱氣大來，火之勝也。又云：火熱受邪，心病生矣。蓋夏時酷暑炎熱，感而生病，是爲熱病。

11　葉宰平濕溫治驗

【案】1928 年戊辰秋，葉季和嗣君宰平與乃翁同時得病。宰平患濕溫，因族人介紹鄭醫診治，纏綿旬餘不解，來延余診。其證午後身熱多汗，耳聾苔白，便秘溺赤，渴不多飲，汗後熱不清，據證始終爲足太陰陽明同病，與蒼术白虎、三仁湯、温膽湯出入加減，待太陰濕去轉屬陽明，與竹葉石膏二劑而癒。善後仍清肅肺金，甘寒益胃。

12　論學之爲用　附案二則

【話】夫一病也有兼證，有變證，而遇醫者之方法不多，與徒執成方而不知化裁者，將何以應之哉。故曰：學

不博，不可以爲醫，徒博而不知變通者，亦不可以爲醫。如易思蘭先生之暢衛舒中方法，世之能用者寡矣，用而知化裁者益寡。茲附拙案二則於後，勸學之意也。

【案】永邑狀元橋陸衡平，於 1930 年庚午仲秋，病濕溫旬餘不解。延余下鄉診治。其脈沉滑有力，口渴身熱不得汗，懊憹不寐，舌苔濁，胸悶短氣，大便秘小便短赤，病者自言必死，不必服藥。余曰：汝病易治，不可妄愁、妄想，彌致心氣抑鬱，蓋因長夏暑濕之邪蘊於內，新秋涼氣感於外，新邪觸動伏氣，則三氣病發於一時，醫家開首即投寒凉，致機窒不運而胸悶懊惱，更遞進以番薯年飯，甘壅渣滓之物而禁絕其糜粥，而使壅者越壅矣。今神識如常，語言色脈皆有餘之候，邪解即癒，何慮不治。處方本易思蘭暢衛舒中湯以開其鬱滯之氣，加知母、石膏合蒼术白虎湯，以解暑濕之伏邪，再加竹瀝以清絡痰。投一劑如言而瘳，後令以糜粥自養，凡十日動作如昔時。

【案】1932 年壬申季夏，江北下村谷進發板行新產婦人患濕熱證，身熱，自汗，口渴，舌苔白，乃蒼术白虎證，惟診兩寸脈沉，余心甚疑。語其翁姑曰，據脈爲心氣不達，得無近日有抑鬱之事否。其姑云有之，吾媳胎氣素不善，產子皆不育耳。余曰：若然，後當孕，宜男女分床，何患無長壽子，今在病須解慮開鬱爲先。乃書易氏暢衛舒中加石膏、知母、白薇、竹茹爲劑。藥下病若失，後二三年産子，皆順境而易育。

<table>
<tr><td>紫蘇條六分</td><td>川芎六分</td><td>川貝母八分</td></tr>
<tr><td>白薇一錢半</td><td>制香附八分</td><td>六神曲八分</td></tr>
<tr><td>連翹甲八分</td><td>鮮竹茹一錢半</td><td>漢茅术八分</td></tr>
<tr><td>生石膏三錢</td><td>肥知母一錢</td><td></td></tr>
</table>

13　中西醫學雖異，宜無門户之見

【話】中西醫術，各擅所長。雖療法不同，其爲人類謀福利一也，宜無門户之見。方志誠以病濕溫而委任中醫是其智也。若吴逸民者，以區區固執，致殞其生，亦可慨然。1933 年癸酉冬，逸民病濕溫，二旬不解，其友汪霞軒、楊雲蓀、余省三聯函請余往診，與清火展氣豁痰之劑。服藥後，證向癒，家人親友甚喜。次日，即請復診，與神犀丹三粒，藥已購，逸民堅不肯服。云：若服國藥獲痊，將來有關西醫名譽。卒至不起，此可爲膠柱者戒也。

14　溫膽湯方

【方】**溫膽湯**　治熱嘔吐，口苦虛煩驚悸不眠，痰氣上逆。

茯苓	半夏	陳皮
甘草	竹茹	枳實

15　甘露消毒散方

【方】**甘露消毒散**　治暑濕霍亂，時感痧邪，及觸冒穢惡不正之氣，身熱倦怠，脹悶肢酸，頤腫咽痛，身黃口渴，瘧痢穢濁，泄瀉瘡瘍，水土不服諸病，但看病人舌苔淡白，或厚膩或乾黃者，疫邪尚在氣分，悉依此方主之。

滑石	茵陳	黃芩
石菖蒲	木通	藿香
連翹	川貝	射干

白豆蔻　　　　　薄荷

16　三仁湯方

【方】三仁湯　治頭痛惡寒，身重疼痛，舌白不渴，脈弦細而濡，面色淡黃，胸悶不饑，午後身熱，狀若陰虛，病難速已，名曰濕溫，長夏深秋冬日同法。

杏仁	滑石	通草
竹葉	厚樸	半夏
苡仁	蔻仁	

17　菖陽瀉心湯方及論

【方】菖陽瀉心湯　治胸膈痞塞湯水礙下，或渴或呃。

黃芩	水連	半夏
厚樸	葦莖	石菖蒲
紫蘇葉	鮮竹茹	枇杷葉

【論】王氏自按，此瀉心湯證也。何必另立方治，以暑熱穢濁之邪，與傷寒不同，故五瀉心皆有圓枘方鑿之格，漫爲引用，豈徒無益已哉。兹以菖蒲爲君，辛香不燥，一名菖陽者謂能掃滌濁邪，展氣通津之功已歷試不爽矣。

凡上四方之旨，均在芳香以化濁，淡滲以去濕，微涼以清熱，然皆從濕爲主治，蓋以濕邪既去，熱無所附，清之即已，但濕熱之邪，變態百出，醫者應據證以化裁，方爲善學，若執成方以求治，未免膠柱矣。

18　方志誠濕温治驗及飲食療法

【案】1928 年戊辰秋，西醫方志誠設醫院于高公橋而身任司令部軍醫官。值開發隨軍往處州，中途得病而返。至院，即使人來請診，以余嘗與之鄰，特相稔也。診其證身熱無汗，不饑不食不便，苔白溺赤，胸悶，渴不欲飲。方云：初起微惡寒，近不惡寒，午後熱增至四十度，天明減至三十八度，每日如斯，已四日矣，初起服藥發汗，汗後稍退，移時復熱如故，遂不敢復服西藥，每日以果子露解渴，因西醫尚無療此病之特效藥，惟待四星期後，自癒而已，中間便秘灌腸，體弱注射強心針，口渴果子露牛乳等流動液，捨此無他法，故我專托請予治療。余乃禁其牛奶果子露均不可服，此系暑濕內蘊，中醫治法，須宗葉氏，藥宜苦辛溫，佐以淡滲，如此二星期可癒，飲食酸甘滋膩，在所必禁。方君聞言曰：謹惟命是聽。遂與方以甘露消毒散，溫膽加杏仁、梔、豉，三仁湯，瀉心湯加減，乃分消上、中、下，諸法，又命以早晚飲薄粥，午餐勿食，如是半月果瘳。

19　論生薑之用

【話】生薑氣味辛溫，功能通神明去穢氣，故列爲常饌，子云"不撤薑食"是也。然入於藥，亦有不得用者，雖《傷寒》《金匱》中方用者十七。蓋其治嘔散寒之功長也。至於夏秋暑熱之邪，誤用即危。陰虛咳嗽及火氣刑金之嗽，誤用必吐血。故葉氏《指南》治虛勞咳嗽，用建中補土生金均去之。又五十年前，觀本地孕婦產後月內服薑數十斤可無恙，近時則不能矣。此其靈胎所謂醫關氣運乎。

20　竹葉石膏湯方論

【方】**竹葉石膏湯**　傷寒解後，虛羸少氣，氣逆欲吐者，此湯主之。

竹葉二錢　　　　生石膏八錢　　　　半夏三錢

麥冬一錢　　　　炙甘草一錢　　　　西潞四錢

粳米一兩

【論】《經》云：凡熱病者，皆傷寒之類也。此即寒邪化熱瘥後正虛津液內竭，故虛羸，壯火食氣，故少氣，虛熱上炎故氣逆欲吐，治以竹葉石膏，清温熱燥火之餘氣，麥冬以益胃生津，其心能通絡，得半夏爲佐，而可降逆，人參炙草粳米補中以益氣，本方爲温熱病餘邪未了，扶正去邪之劑。

21　高槐妻熱霍亂治驗

【案】1911 年辛亥季夏，同道方鼎如來書云：鄰居高槐之妻患霍亂吐瀉危證，請速一商。余至，觀病者以席寢地，口渴欲飲水，脈大身熱自汗，苔白而嘔，吐已利止，手足自溫。高手二方，問可服否，一爲理中加赤石脂，一爲附子理中加龍牡等。余曰二方均非是證之藥，然亦不必驚慌，蓋此非時疫霍亂，聲音不失，目眶無陷，投劑不誤，自易癒矣。與竹葉石膏湯加生薑一劑而瘳。

22　論疫發異因亦各異治

【話】《經》云：五疫皆相染易，凡兵災水旱饑荒之後，往往有之。昔賢於此，細審當疫發之時，何氣偏勝，而立其救治之法。如劉河間防風通聖之治火疫，蘇東坡聖散子之治寒疫，吳又可達原飲之治濕疫，余師愚清瘟敗毒散之

治燥疫，喻嘉言以活人敗毒散治風疫。然而五疫之見證各別，各隨其微甚而異治，此又在醫者能洞明其五運六氣，陰陽標本之理，方克勝任，不然，徒執成方以求合病，亦奚益哉。即如吳氏之達原三消以治濕疫，乃本《內經》土鬱奪之之義。故證劇者，須重用大黃。其證頭痛如劈，脈沉，苔如積粉，是病在膜原，故以厚樸、檳榔、草果，苦辛芳香之品，直達募原以去其濕。若兼見三陽經證，則依經加主治之品，如三消飲經氣兼治，乃可。至余師愚立清瘟敗毒散以治燥疫，仍是白虎合犀角地黃加丹、梔、芩、連、銀、翹等以成劑。其所治之證：頭痛如劈、脈洪、舌無苔、口渴，此爲厥陰少陽風火之氣，從燥化，病不關於經，升散之藥不可用，而唯取于辛涼潤澤也。此古人相病宜而制也。必先有此病，乃立此方，非先制此方，而待是病。是以醫者治病，須胸有成竹，心無成見。然疫者役也，一人得之，則爲病濕病燥，闔地傳染，斯爲疫。有發於冬春之間，小兒疫疹之類；有發于夏秋之際，大人霍亂吐瀉。更有疫瘧疫痢，亦能傳染，然可先事防止。節飲食、慎起居、精神內守，病安從來！

23　霍亂論治併案

【話】1938年戊寅夏秋，霍亂時疫流行，郡城各醫院恒額滿，不能容納。余素不善此，第親友素任中有邀診者，情難固卻，則爲之。察其病在何經何氣，寒熱虛實爲如何，然後分從標本以投劑，頗能獲效。恒有一日之中，隨證二、三方服五、六劑，立治其癒者。此證唯恐平素體弱，心氣不足，腎精不藏，吐利二三次，即四肢逆冷，目眶凹陷，脈絕聲嘶，口渴心煩，小便不利。如是者朝發暮死。若余本年所治癒之霍亂，皆暑濕挾風食之輕證，然誤治亦能殺人。茲略舉數人之治案於下。

【案】1938年戊寅夏，戴華孫妻陳氏半夜發生霍亂吐瀉。天未明，女傭來敲門請診，家人卻之以早，僅一小時間，使者迭至。余起詢問知爲霍亂，早餐後，即往診其證。幸脈浮弦，手足自温，惟吐瀉數而口渴。乃先予抑青丸錢半，以治其吐，繼與連樸飲服之。午後，吐瀉止，僅小便未通，而精神疲倦，書方以瀉火化痰，佐以展氣通津，清金利小便。次日，小便通利，乃以甘寒益胃兼清肺金，爲

善後法，且囑七日內勿投米粥，饑食冬瓜湯。病者，遵守余言而痊癒。

第一方：

杏仁泥	黑山梔	豆豉
連翹	竹葉	佩蘭葉
石斛	通草	滑石

第二方：

北沙參	石斛	川貝
苡仁	麥冬	扁豆
花粉	竹茹	枇杷葉

【案】1938 年戊寅孟秋，永嘉城鄉霍亂時疫流行。阮鼎甫請診其令堂。病者年六十七，初得霍亂，瀉利無度，腹不痛，溺赤而溲痛，苔白而滑，渴不欲飲，胸痞欲嘔，腹中雷鳴，幸手足尚溫，其脈不負，證屬陽明少陽合病，第二經之裏，即厥陰太陰，病關風火燥濕。先予生薑瀉心湯一劑，以治其標。次日，諸病稍減，仍嘔利不能食，與連樸飲一劑。服後，太陰濕去，厥陰之熱獨存。擬連、柏、秦皮、金鈴子、吳萸、木通，苦辛以泄厥陰木火，佐旋覆、代赭、沙參、苡仁、貝母、花粉、銀花、滑石、杷葉、竹茹、葦莖等清肅肺金，展氣通津，清火豁痰。服一劑後，嘔利已，惟舌苔去而乾絳，仍溺短而溲痛。與豬苓湯導赤

散二劑，諸證均已。善後以炙甘草湯去生薑加梨汁養陰和陽以收全功。此證余一手診治，始終處八方，茲取存以供一覽。

第三方：

旋覆花三錢　　　　代赭石二錢　　　　北沙參五錢

苡仁四錢　　　　　川楝子一錢半　　　水連八分

吳萸四分　　　　　貝母二錢　　　　　花粉三錢

滑石三錢　　　　　銀花三錢　　　　　木通一錢

川柏八分　　　　　秦皮八分　　　　　竹茹二錢

葦莖四錢　　　　　杷葉三錢

第四方：豬苓湯。

第五方：

地黃四錢　　　　　竹葉一錢　　　　　滑石三錢

車前子一錢半　　　草梢八分　　　　　天花粉二錢

長燈心一隻，三錢

第六方：

茯神二錢　　　　　北沙參四錢　　　　竹葉一錢

扁豆四錢　　　　　麥冬二錢　　　　　天花粉二錢

郁金六分　　　　　草斛二錢　　　　　草梢六分

長燈心一隻

第七方：炙甘草湯去生薑加梨汁。

第八方：

地黄四錢	天冬二錢	茯神三錢
阿膠二錢	穭豆衣三錢	炙甘草一錢
白芍二錢半	紫石英三錢	牡蠣三錢
淮麥三錢	大棗三枚	

此證因老人肝腎陰虧，肝陽化風，兼感暑濕之邪。初證似痢非痢，似霍亂非霍亂。余從經氣虛實而治之，則應手取效。凡醫家治病，皆當明標本所在，庶易致治。否則，動手開口便錯，聊綴數語，以爲偶舉。

【案】1938 年戊寅季夏，永邑下鄉上田地方農夫戴昌進病霍亂七日。吐利未已，其家來請診治。乘輿至其家，看病者面色紫赤，苔濁，消渴欲飲水，小便短少，下利稀水，腹痛吐蛔，氣上冲心，心中疼熱，欲臥泥地。家人仍守，粒米不敢與，病者亦不欲食，幸脈不沉伏而浮，手足尚溫。仲景云：厥陰中風，脈浮者，爲欲癒，渴欲飲水，少少與之癒。《脈經》云：陰證得陽脈者生。推其證候，厥陰標本中見俱病，許以可治。與烏梅丸法，寒熱補瀉同用，而化裁之，囑服二劑。次日復診，腹痛吐蛔消渴均已，惟不時乾嘔，腹中雷鳴自利，與生薑瀉心湯去均薑，復服二劑而瘳。

第一方：依余加減烏梅丸再加羚羊、吳萸，無半夏。

【案】1930 年庚午秋，百里坊陳寅生媳患霍亂，入西醫醫院，經治一星期，吐下已斷出院，請余來作善後處理。余至其家，病者爲年二十餘少婦，形瘦舌絳，脈虛而數，口渴溺短，不得寐，虛羸少氣。此疾與中下無關，舌絳乃手太陰金氣不布，與大劑北沙參、百合、麥冬、石斛、貝母、花粉、竹葉、苡仁、冬瓜仁、葦莖、藕肉、通草、竹茹、杷葉二劑而瘳。大病瘥後，先賢皆有立法，醫家皆忽略。此證舌絳不宜歸地，有熱不宜芩連，有痰不宜苓夏。《論》曰：大病瘥後，虛羸少氣，氣逆欲吐，竹葉石膏湯主之。先賢如喻嘉言、葉天士、徐靈胎、王孟英均能深得其旨。凡熱病後，毋蹈辛熱溫補，苦寒直走腸胃爲要。

【案】1930 年庚午秋，瓦寺殿巷張寅生家人患霍亂入白累德醫院，經治三四日未效，乃謀出院，遣價投刺來請應急。余至，詢治何人，患何證，寅生一一以告。余曰：霍亂時疫爲西醫所長，今秋此證，尚未經治一人。張勉祈賜診，不得已進診。病者面色㿠白，口渴苔薄，時噦，大便一日二三次，脈濇，手足自溫，與大劑竹葉石膏湯合左金加茅根、葦莖、鮮藕各二兩，杷葉、通草、竹茹各五錢，煎湯代水，一日二劑，其病即瘳。

【案】1941 年辛巳冬初，西郭商人葉芝芳臥病累月，更醫無效，使來乞診。余至，診病畢，復審其服藥月餘，率

皆沉寒滋膩之品，致氣滯痰凝，病證增劇。爲立方云：始因暑濕內蘊，至秋重感凉氣，病關上焦，醫家妄投苦寒沉降，以致氣機窒塞，再加絶谷，以致危。證已一月不解，診左寸脈短濇，此乃正氣鬱結使然，與暢衛舒中解鬱爲先務而治餘邪後焉。

蘇葉六分　　香附八分　　茅术八分

石膏三錢　　六神曲八分　川芎四分

川貝八分　　連翹六分　　桔梗六分

前胡八分

以鮮萊菔一支，緑豆衣一盞煎湯代水。

次日復診方曰：左寸脈已起，胸腹亦舒，惟舌未生津，仍屬手太陰肺氣不行，不時有喊，此乃痰積於中，與梔豉以開陽明之闔，佐清火豁痰，宣通氣機，藥宜輕淡，輕可去實，宣可決壅。亦《內經》本乎天者親上之義也。

生梔皮八分　　豆豉一錢半　　杏仁二錢

川貝一錢　　　花粉二錢　　　竹葉一錢

益元散三錢　　赤豆芽三錢　　通草一錢

蓮子心一錢　　郁金六分　　　銀花露一杯

三診方曰：診三部脈平，舌已潤，但頭汗出者，仍屬燥熱餘邪未了，多升少降，與竹葉石膏湯合葦莖湯加減，以清肺金。

西洋參八分	石膏四錢	半夏一錢
苡仁四錢	連心麥冬二錢	竹葉一錢
炙甘草五分	石菖蒲六分	地骨皮一錢半
川貝一錢	冬瓜仁三錢	葦莖三錢
竹瀝一杯		

四診方曰：善後擬淡滲去濕，芳香化濁，餘邪盡從小便而去，但飲食酸甘滋膩，在所必禁。

茯苓皮四錢	薏苡仁四錢	杏仁二錢
梔子皮一錢半	香豉一錢半	通草一錢
竹葉一錢	滑石三錢	冬瓜仁三錢
葦莖三錢	佩蘭葉一錢半	

五診方曰：一月時邪不解，從前越治越危，經余治二三劑，其病若失，皆是微辛微苦，輕劑宣通其上之效也。

黑梔皮一錢半	丹皮一錢半	鮮菊葉八張
川貝一錢	天花粉二錢	草石斛二錢
益元散三錢	郁金六分	竹葉一錢
綠豆衣三錢	赤豆衣三錢	

六診方曰：善後脈平，惟肺氣不通，以致鼻孔乾燥，擬展氣清火豁痰，以冀餘邪從小便而去，證當自解，不宜急補。

| 旋覆花三錢 | 代赭石二錢 | 北沙參四錢 |

石菖蒲八分	郁金六分	黃草斛二錢
天花粉二錢	貝母一錢半	通草一錢
赤豆芽三錢	連翹一錢半	枇杷葉三錢
葦莖三錢		

七診方曰：大病瘥後，便秘溺赤，痰多，仍屬肺氣不行，議與宣痹湯以治其上。

杏仁二錢	黑栀皮一錢半	紫菀二錢
郁金六分	竹葉一錢	天花粉二錢
瓜蔞皮二錢	枇杷葉三錢	

【案】1933 年癸酉仲秋，汪霞軒年三十體素肥，病伏暑，霍亂吐瀉，口渴溺無。余與吴逸民同在，中西并療。逸民爲注射生理鹽水。余診脈，幸不甚伏，病屬太陰濕盛，厥陰熱熾，投連樸飲二劑，四苓散代茶。次日與胃苓湯去桂加芩連一服後，繼以白頭翁加芩芍。午後利已，口仍渴，小便不利，右寸關脈已浮大，知轉陽明，關于肺金，與竹葉石膏湯合葦莖湯，清金利小便，小便即行。善後甘寒益胃，每日以冬瓜代粥，禁其七日，粒米勿食。

24　五苓散方論

【方】**五苓散**　太陽病發汗後，大汗出胃中乾，煩躁不得眠，欲得飲水者，稍稍與飲之，若脈浮小便不利，微熱消渴者，此散主之。發汗已，脈浮數，煩渴者，此散主之。傷寒，汗出而渴者，此散主之。中風發熱，六七日不解而煩，有表裏證，渴欲飲水，水入則吐，名曰水逆，此散主之。多飲暖水汗出癒。霍亂頭痛，發熱身疼痛，熱多欲飲水者，此散主之。假令瘦人，臍下有悸，吐涎沫而癲眩，此水也，此散主之。

茯苓一錢半　　　澤瀉二錢半　　　豬苓一錢半

冬术一錢半　　　桂枝五分

【論】或謂五苓散爲表裏兩解之劑，此不審脈證也；小便不利乃脾不能爲胃行津液也；脈浮爲虛也；身微熱，脾氣不應於肉腠也；消渴津液不輸於上也。故方取白术之補中焦土氣，苓澤之能升降者以輸布水津而通調水道，更少取桂枝辛溫鼓脾氣，以外達於肉腠，用散者，取其四散之意也，多飲暖水汗出者，助水津之四布也。

25　平胃散方論

【方】**平胃散**　治濕淫於內，脾胃不能克制，有積飲痞膈中滿者。

川樸　　　　　　蒼朮　　　　　　陳皮

炙甘草

【論】陽明之上，燥氣治之；太陰之上，濕氣治之。臟腑陰陽燥濕之氣相調，則無病。《經》云：陽明不從標本，從乎中見，以燥從濕化也。若中見之氣太過，則濕淫爲病矣。此方培其卑監之土，以就陽明之燥，而兩相平，以成備化之政。

26　長女霍亂挾飲治驗

【案】余長女適城南李鶴年，1933 年癸酉秋猝病霍亂、吐瀉，與汪霞軒同日得之。平素形瘦多飲，肝強胃弱。余

至診畢，即與生薑瀉心湯出入，口渴，四苓去术加陳皮代茶。後見腳攣急，以胃苓加木瓜、異功散加木瓜二方，善後六君子湯，《外臺》茯苓飲扶脾通胃，皆以溫藥和之，兼其治飲。余女與汪君病因雖同，體質各異，故處方用藥，則不同也。醫家醫病，須量體裁衣。用古方以治今病，譬如拆舊料以創新屋，必經匠者之手。

27　生薑瀉心湯方論

【方】**生薑瀉心湯**　傷寒汗出解之後，胃中不和，心下痞硬，乾噫食臭，脅下有水氣，腹中雷鳴，下利者，本方主之。

生薑二錢	炙甘草二錢	人參錢半
黃芩錢半	法半夏錢半	黃連五分
乾薑五分	大棗二枚	

【論】傷寒汗出既解後，而心下痞硬，知爲病久正虛。心下乃水火往來之道路，水火升降失司，正結而作痞，故取參、草、棗以扶正。噫者寒熱之氣相搏於胃，胃中不和，而感食臭，方取芩、連、均薑，寒熱互用以調之。而生薑、

半夏功能散水邪、降逆氣，則脅下水氣，腹中雷鳴可已，每借治瘧發先嘔甚效。

28　明魁身熱下利治驗

【案】1918 年戊午仲秋，上莊酒户明魁患痢請診。余乘舟往，至已夕陽在山，巫道適行祈禱。病者身熱下利，乾嘔，腹中雷鳴，與生薑瀉心湯一劑，嘔止熱退。惟下利後重未已，改方以四逆散加薤白而癒。

29　甘草瀉心湯方論

【方】**甘草瀉心湯**　傷寒中風，醫反下之，其人下利日數十行，穀不化，腹中雷鳴，心下痞硬而滿，乾嘔心煩不得安。醫見心下痞，謂病不盡，復下之，其痞益甚。此非熱結，但以胃中虛，客氣上逆，故使痞硬也，此湯主之。

炙甘草二錢　　　　黃芩錢半　　　　　乾薑錢半

半夏錢半　　　　黃連五分　　　　大棗二枚

【論】誤下後，正虛作痞，不可復下，下之則痞益甚，故君甘草之補虛，而痞自除。俗醫以甘草滿中，爲痞嘔禁用之藥，蓋不知虛實之意者也。述靈胎語。

【按】主客乃相對而言，常者爲主，變者爲客，常人胃氣以通降下行爲順，此爲主。誤下則胃氣虛失其通降之常而逆上即爲客。

30　潘子恒濕熱痢治驗

【案】1924 年甲子孟秋，潘梓園患熱病，匝旬來請，應急往診。病者身熱自汗，下利不渴，苔黃白，心下痞。親友來問疾者滿室，舉家驚惶，詢可治否。余曰無他。彼又謂，前經王醫療治數日，最後所處方案曰，正虛邪陷，危急之候。我輩以其老醫，平日聲名藉甚，故慮之耳，先生言無他，願與施治。即與甘草瀉心湯。次日復診，痞利自汗均已，繼與苦、辛、溫，佐以淡滲，旬日而瘳。

31　傷寒濕温發潮熱之各異

【話】陽明證有潮熱，濕温證亦有潮熱。所謂潮熱者，其發如潮之有信也。凡此皆太陰濕土爲病。夫無病之人，日有潮而不覺，病者隨潮而發熱矣。此乃太陰受邪，濕熱外注也。然陽明潮熱在日晡所，其證脈大，口渴，苔黃，四肢濈濈有汗。夏秋濕温證，其潮熱皆在午後，脈沉，渴不引飲，苔白，胸悶，身熱無汗。二者證既殊狀，醫所當辨也。

32　白頭翁湯方論

【方】**白頭翁湯**　熱痢下重者，此湯主之。下利欲飲水者，以裏有熱故也，此湯主之。

　　白頭翁三錢　　　　黃連三錢　　　　黃柏三錢
　　秦皮三錢

【論】白頭翁苗似柴胡而軟，梗上生毛，具堅金之性，而能平木制風。秦皮質韌而裏色黑青，得肝之體，故能和肝。連柏，苦寒之性，清熱而堅陰。配合成劑，故用治厥陰之熱利也。

33　李曉梅濕熱下利治驗
附劉鴻仁案

【案】1932 年壬申仲秋，李燕甫令弟曉梅，身熱下利，嘔惡口渴，脈數，溺赤無汗。余先至診畢，書方已，適某醫至。余乃藏方於懷，請彼立方。見書藥七味，即甘露消毒散中去其四味也，且云：濕熱初證，治不易已。余曰：誠系濕熱，但厥陰中見少陽證耳。拙擬如此，以余方見示，乃白頭翁加旋覆、代赭、沙參、蓮子、扁豆、薏仁、貝母、花粉、滑石、銀花，以葦莖、杷葉、竹茹、通草、藕肉、海蜇、地栗煎湯代水。渠閱後，囑從余方。至晚，燕甫躊躇不決，往商李伯琦。余適在李處，促速服勿自誤。服後利已、嘔止，得汗熱解。次日復診，諸證若失，想此亦病者之幸。苟日間不與彼醫遇，晚間不在李處，其中必有更

變，耽延時日。

【案】1934 年甲戌孟秋，劉耀東之子鴻仁，年三十，患暑熱證請診。詢知病已一星期，以彼是女科傳家，於六淫證不甚清楚，未加詳詰。入内診病者身熱無汗，下利欲嘔，脈數口渴，心下微痛，爲暑邪深入厥陰之證。立方以白頭翁加旋覆、代赭、吳茱萸、楝子、烏梅、銀花、滑石、北沙參、薏仁、貝母、花粉、蓮子，一劑合計十六味，另以杷葉、竹茹、海蜇、地栗、通草、藕肉、荷杆七味煎湯代水，並囑其服藥後，飲薄粥以養胃氣，且不可絶穀貽誤。時病者之母在側問證有危險否，我夫婦年半百有餘，僅此一子耳。余慰之曰：勿驚惶，藥之可即已，但汝切勿妄投劑，以此非汝所知也。劉曰，病起至今，我未參加一味，先日皆遵服某名醫方。手書相示，凡七張，盡屬甘露消毒散、半夏瀉心湯加減，隔靴搔癢，烏能望其療效哉。次日利已嘔止，汗出熱解，稍就前方加減與之。瘥後以調氣養營，使之恢復健康。

34　林冠民令堂冬溫治驗

【案】1928 年戊辰季冬，林冠民令堂冬溫入營，同道李伯琦、周玠甫、林之東均在，以病危，囑病家延余商之。詢證已旬餘，診畢退思，老人陰虛，感證化熱傷陰最易，據脈滑而數，舌絳尖乾，燥底，仍有濁苔，口渴，不饑不便，幸神識如常，此上焦已清，病關中下。周醫問是冬溫否。余曰：治病不必拘病名，總以六氣爲本，十二經爲標，更權中見之太過不及以治之。今病者肝腎之陰不足，其身熱無汗，口渴，厥陰之病也，心煩喜嘔，中見少陽之病也，厥陰少陽風火交煽，痰聚於胃，而懊憹不寐。擬方以生地、元參、知母、羚羊、犀角，滋肝腎之陰以熄風；銀翹、貝母、花粉、菖蒲、竹瀝，清火以豁痰，三甲、代赭石、石英、蓯蓉、楝實，以達下鎮逆；旋覆、竹茹、杷葉、通草、葦莖，煎湯代水，展氣通津。如是二劑而瘥。善後甘寒益胃，清肅肺金而已。

35　楊李氏温熱壞證治驗

【案】1919 年己未季夏，道友李君伯琦其姑母適楠溪東山下楊家，年五十餘，得温熱病，因侄爲醫來郡住其家，就治十餘日，未脫險境。伯琦乃囑其長子，來邀余商酌。余往詢知始末。診病者兩手脈沉細而數，神識不清，譫語。拈衣摸床，舌乾絳，但頭汗出，身熱不解，幸惟小便利，此爲旱田之側，尚留水在，猶可治。診畢，余退坐書房。伯琦語余，苟證可治，當留此，否則，送其歸里。余曰：病至斯劇，若送去恐途中有慮，留住爲佳，李曰：然則專托代爲主治耳。余乃曰：據證是陰竭於下，痰積於中，風淫四末，治以羚羊、犀角、生地、元參，滋腎之液以熄風；銀花、竹葉、連翹、貝母、花粉、菖蒲、竹瀝，清火豁痰。二三劑後，陰回，舌潤識清，遂以增液湯加清肅肺金及導赤加展氣通津二方繼之。善後，甘寒益胃，以收全功。

36 論《傷寒》中之方法

【話】讀先賢書豈易事哉，必先能得其人之心，而後始能闡發其書之旨。注《傷寒論》者王叔和、成無己爲最早，而二氏皆言傷寒一百十三方，三百九十七法。至清，陳修園非之，言仲景之書，方外有方，法外有法。余始疑之，後讀《論》十年，乃知不謬。夫生古人千百年之後，上求古人之心，不得其心，烏可謂能讀其書哉。二氏惟執文字，而於言外之旨不更推求，苟若此，雖父子及門，不能相喻矣。《本論》自序曰：撰用《素問九卷》《八十一難》《陰陽大論》《胎臚藥録》，此《本論》自言其立言之本也。又曰，尋余所集，思過半矣，此《本論》自言其立言之用也。又曰，天布五行，以運萬類，人稟五常，以有五臟、經絡、腑俞，陰陽會通，元冥幽微，變化難極，此自言其神變體用無窮也。若此，則不拘于一章之一法，一湯之一方，明矣。又仲景之書其自序亦言，《傷寒雜病論》合十六卷，初未分《傷寒》《金匱》爲二書也。後世不明，不宜分而分之，不可拘泥而拘泥之，將一部活潑潑之文字，硬作死板看待，如之何可也。

37　王岩昭春温治驗

【案】1916 年丙辰元月初十日，狀元橋漁户主王岩昭寢疾將革，邀余往診。視其年方二十餘歲，體素強壯，病春温失治爲壞證，自汗身熱，二旬不解，脈浮而弱，口渴舌絳而潤，便秘溺赤，身重多睡眠，神識不清。此即《論》所謂發熱不惡寒而渴者爲温病，因醫發表攻下消食之劑雜投，致變證如斯。一逆尚引日，再逆促命期。《論》未出方，思惟桂枝甘草龍骨牡蠣湯，爲陽虛誤下救逆法。此系温病誤治，當救其陰。遂以白芍易桂枝，與白芍、炙甘草、龍骨、牡蠣各三錢，二劑，其病即瘥。

38　小陷胸湯方論

【方】**小陷胸湯**　小結胸病，正在心下，按之則痛，脈浮滑者，此湯主之。

黄連一錢　　　　法半夏錢半　　　　栝蔞實三錢

【論】方下曰：微解下黃涎便安。則知小結胸者，濕與熱結於胃絡膈膜之間，水連寒能清熱，苦能勝濕，爲本證之主藥，佐半夏和胃，栝蔞利膈，俾得濕行熱降而結解矣，余用於濕溫證中，屢得其效。

39　林氏子結胸蛔動治驗

【案】1917 年丁巳江北岸塘頭，林氏子年十六，夏間病身熱，旬餘不解，求神問卜，闔家驚惶。其族人林小鶴親臨舍下挽余往診。病者身熱無汗，苔黃，舌尖花點，心下作痛，脈右關浮滑，詳思大結胸不按而自痛，其脈沉緊，小結胸按之而痛，正在心下，此證脈是小結胸，何以不按自痛。問其飲食調治如何，據云：十餘日粒米未入，因身熱不解，不敢與故也。余曰：得矣，此胃虛蛔動其中，作痛不同耳。與小陷胸加椒、梅，且促令進食，其病遂癒。

40　梔豉諸方論

【方】《傷寒·太陽篇》曰：發汗吐下後，虛煩不得眠，若劇者反復顛倒心中懊憹，梔子豉湯主之。若少氣者，梔子甘草豉湯主之。若嘔者，梔子生薑豉湯主之。發汗若下之而煩熱，胸中窒者，梔子豉湯主之。傷寒五六日大下後，身熱不去，心中結痛，未欲解也，梔子豉湯主之。傷寒下後，心煩腹滿，臥起不安者，梔子厚樸湯主之。傷寒醫以丸藥大下之，身熱不去微煩者，梔子乾薑湯主之。凡用梔子豉湯，病人舊微溏者，不可與服之。陽明篇曰：若下之胃中空虛，客氣動膈，心中懊憹，舌上苔者，梔子豉湯主之。陽明病下之，其外有熱，手足溫，不結胸，心中懊憹，饑不能食，但頭汗出，梔子豉湯主之。厥陰篇曰：下利後更煩，按之心下濡者爲虛煩也，宜梔子豉湯，瘥後勞復曰大病瘥後勞復者，枳實梔子湯主之，若有宿食者加大黃。

梔子豉湯　梔子　香豉

梔子甘草豉湯　梔子　甘草　香豉

梔子生薑豉湯　梔子　生薑　香豉

栀子厚樸湯　　栀子　　厚樸　　枳實

栀子乾薑湯　　栀子　　乾薑

枳實栀子湯　　枳實　　栀子　　香豉

心胸雖屬陽明之部位，而太陽之氣出入其中，故爲太陽之裏，陽明之表，又爲君主之宮城，乃太陽少陰升降出入之區，水火往來之道路，病則太陽之開，從於陽明之闔，而現心中懊憹，胸中窒，心中結痛之象，得栀子之能啓陰氣上資於心，豆豉之宣通胃穢，以開其闔，則懊憹，胸窒結痛解矣。少氣者加甘草以和中，嘔者加生薑以爲通降逆氣，腹滿臥起不安者，以厚樸消滿，枳實和胃。其丸藥下之動於脾者，以乾薑温之。有宿食者，須大黃以滌之。縱觀《傷寒論》中栀豉之屬十條，汗、吐、下後居其八，瘥後勞復一條，禁用一條。禁曰：病人舊微溏者不可與服之。則知其禁用於虛寒，必宜於熱，而爲温熱之方審矣。故《論》中不曰中風，不曰傷寒，亦不曰太陽病，則其不涉於經，從可知矣。不涉於經，而又非實邪，且既吐之後，烏可復吐，蓋因瓜蒂散中有香豉而誤爲吐劑也。

41　上陡門李某陰證轉陽
前後用藥不同治驗

【案】辛巳（1919 年）冬治上陡門李某感證由陰轉陽，先後用藥不同，錄供後學參考。

初診：感證初起，頭痛嘔吐，身熱無汗而渴。今暴下利四五次，乾嘔不渴。診脈微而沉，此陽虛寒痰積於中，擬吳茱萸湯以救急，扶正爲先務。

次診：加減烏梅丸。

烏梅	川連	川楝子
白芍	乾薑	川椒
桂枝	半夏	人參
當歸		

三診：初診脈沉而微，乾嘔下利，與吳茱萸湯回陽，乃扶正祛邪。昨復診見厥陰脈證，與仲景烏梅丸加減，寒熱補瀉同用。茲再診脈數，口大渴，心中懊憹，不得眠，與生梔豆豉以交心腎，其病即已。古訓如斯，決不我欺也。

四診：茲二部脈平，惟胃中虛，客氣上逆，腹中雷鳴而下利，擬甘草瀉心湯以冀利已，餘邪得解。

五診：邪客三陰轉屬陽明，與玉女煎以清氣血兩燔，冀餘邪盡解。

地黃四錢　　　知母錢半　　　石膏四錢

丹皮八分　　　竹葉八分　　　石菖蒲六分

銀花露一杯

六診：今脈浮而細數，咳嗽白痰，渴而微熱，利止，此寒邪化熱如瘧狀，乃欲解之機。

銀花二錢　　　連翹錢半　　　益元散三錢

天花粉二錢　　枇杷葉三錢　　杏仁二錢

郁金六分

42　張寶森濕上甚爲熱之治驗

【案】1941 年辛巳某日晨，親翁柯怡齋來舍邀診張寶森病，言因往永強視察途中感風，至衙發熱，經中西醫施治旬餘，雖得汗而長熱不解。據施德福云，須禁穀食，靜臥三星期，乃可痊癒；欲求速效，特囑相邀。與之偕往，診病畢，書方曰：診脈右寸關獨大，舌苔白，口不渴，二便

如常。病之由來煩勞感風濕，汗後風去濕不去，病關肺胃，下焦無病，宗葉氏微辛微苦以開其上，冀金氣下行爲先。

杏仁二錢	栀皮錢半	苡仁三錢
豆豉錢半	川貝錢半	連翹錢半
滑石三錢	蔻仁六分	竹葉一錢

十二日復診方曰：前案明言煩勞感風濕，汗後風去濕不去，故身熱旬餘不解，今濕已化熱，證關肺胃，況煩勞感證，李東恒謂內傷兼外感，不宜辛散其表，以耗元氣，又不宜苦寒攻下，徒傷胃氣，仍擬宣通氣分，宜苦、辛、溫，佐以淡滲。

茯苓皮三錢	杏仁二錢	苡仁三錢
半夏曲錢半	滑石三錢	竹葉一錢
木通一錢	蔻仁六分	

十三日診方：

杏仁二錢	薏苡仁四錢	茯苓皮四錢
栀子皮錢半	豆豉錢半	枇杷葉三錢
滑石三錢	木通一錢	

十四日診方：善後當以飲食消息之，擬《外臺》茯苓飲加減。

茯苓三錢	半夏錢半	陳皮八分
西潞三錢	枳實八分	草斛錢半

43　郭績任父女瘧疾三案不同治驗

【話】有同時同病，因病者之氣質各殊，兼證不一，則方藥因之而異。余治郭氏瘧三案以之。

【案】1937 年丁丑季秋，玉環郭績任避亂挈眷居大荊，跋涉途中，冲冒風寒，闔家皆病瘧痢。績任親臨永嘉，邀余同往，比至，績任寒熱作，苔白無汗，胸悶微嘔，體本肥盛而多痰，脈右關滑左沉緊，與不換金正氣散，達原飲加柴胡、青皮，溫膽加柴芩，證以遞減，末以四獸飲治之而癒，善後六君子湯，用藥始終不犯甘寒膩滋之品。

三令愛適潘年二十餘歲，因亂亦隨母家，俱來大荊，病痰瘧咳嘔，寒微熱長，舌苔白而濁兼花點，與昌陽瀉心，嘔即止，投麻杏甘石加半夏，而咳平，繼服三仁湯及溫膽合梔豉，而瘧已。

四令嬡年十八，未婚，病溫瘧有熱無寒，口渴無汗，不寐、不饑、不食、便秘、溺短，舌無苔，旬餘不解，右寸關脈大，先以梔豉以開陽明佐杏、翹、貝、粉、葦，以展氣通津，繼進桂枝白虎、玉女煎、竹葉石膏加減而癒，

善後甘寒益胃，始終不犯苦辛藥餌。

44　小柴胡湯方論

【方】小柴胡湯　傷寒五六日，中風，往來寒熱，胸脅苦滿，默默不欲食，心煩喜嘔。或胸中煩而不嘔；或渴；或腹中痛；或脅下痞硬；或心下悸；小便不利；或不渴；身有微熱；或咳者；此湯主之。若胸中煩而不嘔，去半夏人參加栝蔞實，若渴去半夏增人參加栝蔞根，或腹中痛去黃芩加芍藥，若脅下痞硬，去大棗加牡蠣，若心下悸，小便不利，去黃芩加茯苓，若不渴，身有微熱，去人參加桂枝，若咳去人參、大棗、生薑，加五味子、乾薑。

血弱氣盡，腠理開，邪氣因入，與正氣相搏，結於脅下，正邪分爭，往來寒熱，休作有時，默默不欲飲食，臟府相連，其痛必下，邪高痛下，故使嘔也，此湯主之。傷寒五六日，頭汗出微惡寒，手足冷，心下滿，口不欲食，大便硬，脈細者，此爲陽微結，必有表復有裏也。汗出爲陽微，假令純陰結，不得復有外證，此爲半在裏半在表也。脈雖沉緊，不得爲少陰病。所以然者，陰不得有汗，今汗出，故知非少陰也，可與此湯。設不了了者，得屎而解。傷寒、中風有柴胡證，但見一證便是，不必悉具。陽明病脅下硬滿，不大便，而嘔，舌上苔白者，可與此湯。上焦得通，津液得下，胃氣因和，身濈然汗出而解也。本太陽病不解，轉入少陽者，脅下硬滿，乾嘔不能食，往來寒熱，尚未吐下，脈沉緊者與此湯。若已吐下發汗，溫針，譫語，柴胡湯證罷，此爲壞證，知犯何逆，以法治之。傷寒瘥後更發熱者，此湯主之。嘔而發熱者，此湯主之。產婦郁冒，其脈微弱，嘔不能食，大便反堅，但頭汗出，所以然者，血虛而厥，厥而必冒，冒家欲解，必大汗出，以血虛下厥，孤陽上出，故頭汗出，所以產婦喜汗出者，亡陰血虛，陽氣獨盛，故當汗出，陰陽乃復，大便堅，嘔不能食，此湯主之。婦女中風七八日，續得寒熱，發作有時，經水適斷者，此爲熱入血室，其血必結，故如瘧狀，發作有時者，此湯主之。

柴胡四錢	黃芩錢半	半夏錢半
西潞錢半	炙草錢半	生薑錢半
大棗二枚		

【論】按一證便是者，即往來寒熱耳，他證可有可無，故曰不必悉具。張令詔曰：太陽之氣不能從胸出入，逆於胸脅之間，内干動於臟氣，當借少陽之樞轉而外出也。柴

胡二月生苗，感一陽初生之氣，香氣直達雲霄，又稟太陽之氣，故能從少陽之樞，以達太陽之氣；半夏生當夏半，感一陰之氣而生，啓一陰之上升也；黃芩氣味苦寒，外實而內空，能解身形之外熱；甘草、人參、大棗，助中焦之脾土，由中而達外；生薑所以發散宣通者也，此從內達外之方也。

小柴胡治瘧，此後世之言，《本論》未嘗及此也，雖然而建效屢矣。夫醫者治病，當執六經爲本，勿拘病名而求方。蓋瘧發不離少陽，往來寒熱，少陽獨具證也。小柴胡能轉少陽之樞，使邪外達，故功可療瘧。苟以其有療瘧之功，而遂指小柴胡爲治瘧疾之專方，未免有小視其方矣。前賢移之以入少陽，以貽修園之譏。然而今之醫者，竟視爲瘧疾方，何其每況而愈下，亦知乎有不可用小柴胡之瘧乎？有非瘧疾而能愈之者乎？余懸壺三十載，治病必執經氣二端，雖麻黃桂枝無日不用，而麻黃桂枝二湯，一生未遇其證。若小柴胡湯證，四時皆有，依法加減，其效如桴鼓。即婦人熱入血室，及產後但頭汗出，大便堅，嘔不能食，沖脈所爲病者，均一劑知二劑已。其風寒之邪始在太陽不解，而轉入少陽，寒熱往來，苔白脈沉緊，此方之扶正祛邪，轉樞外出洵神功也。若夏秋暑濕之邪，由口鼻吸受，客于膜原，亦能如瘧狀，此病不關於經，無需於轉少陽之樞，則又何可妄投小柴胡。孟英云：傷寒有五，瘧亦有五。知經不知氣，鮮有不以古方殺人者，觀《葉氏指南》中瘧無柴胡證，《傷寒》無桂枝麻黃證，病經與氣有異也。

45　蔡子仁夫人重身病瘧治驗

【案】1937 年乙卯仲春，蔡子仁夫人懷孕六月，病寒熱往來，胸脅苦悶，默默不欲食，心煩喜嘔，苔白便秘，脈得沉緊。余曰，風寒之邪逆於胸脅之間，當借少陽之樞轉而外出則癒，此小柴胡證也。去病即是安胎，藥進二劑，身漐然汗出便解而痊，蓋此所謂三焦得通，津液得下，胃氣因和也。

46　虞君夫人瘧疾治驗

【案】1929 年己巳寧波虞君供職鹽局，攜眷賃居墨池坊。孟秋，夫人外感，月餘不癒，將欲歸甬矣，林冠民太

夫人以鄰居誼囑請余一決。診其脈沉緊，默默不欲食，午後寒熱往來甚微，寐則盜汗，齊頸而還，苔白，渴不欲飲，不大便十日無所苦，乃與小柴胡二劑，而瘧若失。

47　麻杏甘石湯方論

【方】**麻黃杏仁甘草石膏湯**　發汗或下後，不可更行桂枝湯，汗出而喘，身無大熱者，可與此湯。

麻黃八分　　　　杏仁錢半　　　　炙甘草錢半

石膏四錢

【論】讀《論》知爲太陽已汗，陽明已下，二經之標證已解，惟太陽本寒，陽明本燥，二經之本證尚未了了，故用麻黃湯以石膏易桂枝，則絲絲入扣。余借此方，治寒邪包火，咳嗽喉痛加射干；挾濕加薏仁；嘔加半夏；兼相火加連翹，牛蒡；挾寒飲加均姜，細辛，五味子；挾痰加菖蒲，竹瀝；皆應手取效。

48　胡達生媳秋燥治驗

【案】1919 年己未，楠溪中塘胡達生媳患外感證，七月下旬，囑胡錦廷來求診，余因本城醫務煩重，不能遠行，卻之。九月初，錦廷又來云，病家望甚，余不辭。夤夜乘小舟而往，至則東方已白。早餐後進房診病，病者爲廿歲少婦。診脈右大於左，身微熱，頭微汗，咳逆喘息，不得臥，苔濁喜熱飲，迄今五旬餘，當地醫生以病溫而投寒涼，致氣機凝滯，肺金不行，越治越壅，幸盛年體健，久病不至爲損。余與麻杏甘石加菖蒲、貝母、竹瀝，以冀展氣化痰。疏方成，即退書房安睡。晝醒，問藥服否，彼云尚置未服。余聞言，力促勿誤，始煎服之。至晚一身微汗，喘平熱退，繼與竹葉石膏湯去粳米加竹瀝，二劑痊癒。

49　戴綏先子疫疹治驗

【案】1931 年辛未孟冬，疫疹流行，戴君綏先數使人相邀。是晚，余子夜方歸，聞家人言，往詢之。綏先言，幼子二齡，發疹咳逆上氣，疹不至足，幼科藥下不效。因商西醫李某，云：西人無此證，亦無此藥。然往時在甬睹中醫用麻黃而癒，聞李君言，因省意閣下，故夜擾公耳。余入診，疹出至腰，色不潤澤，身熱痰喘，凝思久之，與麻杏甘石湯加升麻、生薑、萊菔汁、竹瀝。明晨復診，喘平疹透，再與宣通肺胃，清火降痰輕劑。

50　蠲飲六神湯方論

【方】**蠲飲六神湯**　治痰蒙致識不清，并產後發狂，譫語之屬痰者。

茯苓　　　　　　夏曲　　　　　　橘紅

膽星　　　　　菖蒲　　　　　旋覆花

【論】人身氣煦血濡，機括一時不運，則五液聚而成痰飲，婦人胎前氣機更易阻滯，至臨產時，血下飲不下，諸證叢生矣。六神之展氣滌痰，用之安穩如神。

51　戴烈臣室風溫治驗

【案】1937 年丁丑季春，戴烈臣夫人，患風溫挾痰，咳嗽口渴，頭痛而眩，寒熱甚微，汗出至頸。初與桑、杏、梔皮、天麻、鈎藤、菊花、連翹、牛蒡、薄荷、菖蒲、貝母等出入，繼與苓、夏、陳皮以通陽，以桑葉、鈎藤以泄厥陰，黑梔、連翹以清火。五六日驟變手足厥冷，痰鳴轆轆。目直視，口不能言，脈亦沉伏，證似陰寒。默念喻氏云：外感無大汗大下之誤，陽證忽變爲陰症，萬中無一，惟熱邪深入，熱深厥深有之。丹溪云怪證痰居八九，遂與萬氏清心牛黃丸六粒先調服，後與六神湯加羚羊、鈎藤、竹瀝、薑汁二劑而瘳。

52　吳又可芍藥湯方論

【方】**吳又可芍藥湯**　戰汗後復下後，越二三日，反腹痛不止者，欲作滯下也，無論已見積未見積，宜此湯。

檳榔錢半　　　　厚樸一錢　　　　當歸一錢

白芍錢半　　　　炙甘草六分

【論】此方檳榔、厚樸苦温以行水濕之邪，且能寬中下氣；歸、芍行血分能通絡；甘草以協和諸藥之性，滯行而下利瘥，絡通而痛已。余每借治腹痛大便不爽，一日二三次欲作痢狀，投之極效；若苔濁，神曲、山楂、青皮、陳皮均可擇用；若苔黃口渴者，芩連亦可加入；痢疾末期能食者，合香連丸爲佳。

53　陳潤身濕熱下痢治驗

【案】1933 年癸酉初，陳福雲令郎患痢，延診。觀冠年形瘦，身熱無汗，脈細數，口渴，苔濁，舌邊深紅，下利赤白，粒米不入，旬餘不解，是乃濕熱下痢。王氏責嘉言逆流挽舟之妄，蓋即指此而言也。乃予丹溪參連散，方用西潞參三錢，新蓮子十枚，水連一錢加鮮藕汁一杯，當晚能進粥得微汗。次日復診，與旋覆、代赭、沙參、新蓮子、扁豆、貝母、花粉、白頭翁、水連、川柏、秦皮、吳萸、棟實、滑石、通草、葦莖、杷葉、竹茹、藕肉等二劑，汗大出，身熱解，口不渴，惟下痢腹痛未已，唇紅舌尖花點，此乃蛔動於中之一征也。與烏梅、水連、均薑、桂枝、歸尾、白芍、棟實、川椒、西潞、陳皮、木通、花粉、吳萸，以治厥陰陽明，後用四逆散加薤白，再與吳又可芍藥湯，合香連丸而癒。

54　虛谷蔞仁辨

【話】余生平治痢，十得其九，於斯疾也，雖不敢言精心獨詣，亦求其寡過而已。讀虛谷蔞仁辨，於予心若有契然，節錄其文，欲以挽救時弊。文曰：瓜蔞本名栝蔞，甘涼潤滑之品也，潤肺止咳嗽，消痰火鬱結，皆取其涼潤之功。因其甘涼滋潤，故又能生津止渴，是但宜於燥火二氣之病，若寒若濕，斷非所宜。本草言能蕩滌胸中痰膩，亦是火燥二氣鬱蒸津液所成之痰，非濕蘊之痰，此不可不辨也。且古方皆用瓜蔞實，未有用仁者，爲因其仁多油。本草言熬取可以點燈，則油重可知。油既重，則不但不能滌蕩，而反滋其痰膩矣。後世有將其油去净，名蔞霜，用治陰虛腸燥痰火之病，亦罕見有用仁者。今醫治温暑濕熱痢疾等證，多用蔞仁，未知始自何人，相習成風，未有知其害者，余竊怪之。推求其故，實由汪訒庵《本草備要》誤將蔞實作仁。竟不考古方所用是實非仁，又有《本草從新》。其自序云：即取《備要》而重訂之，故亦以實作仁，因訛承訛。此二書爲當世所盛行，讀者遵信勿辨，遂相率效用也。夫濕熱之邪，粘滯難化，必須芳香苦辛，開泄疏通，而後陽氣得伸，邪始解散。大江以南多濕，故溫暑等證，挾濕者十居八九，舌苔雖黃而必滑，此濕邪之明征也。濕邪壅遏三焦，氣化不宣，多致二便不利，但用芳香開泄，三焦氣行，其便自通。或見大便不解，不知開泄，而用蔞仁，欲其滑腸，豈知蔞仁甘凉油潤，凉不足以去熱，而油潤助濕，甘更壅氣，故不能退病，反礙其胃。或遇脾氣虛滑之人，便難得解，而濕熱因之內陷，爲其能滑腸，不能開泄濕熱，遂致清陽不振，上則胃閉不食，下則滑利不休，變證多端，或至昏沉不省人事，余蓋屢見之矣。此皆由《本草備要》之誤，而不考究古方之故也。至於痢疾，由內傷飲食，外受六淫，其因不一，必當隨證審查。若用蔞仁，無袪邪之能，有敗胃之害。其有夏秋暑濕邪重，壅閉胃口，絕不思食，名禁口痢者，最爲危候。倘用蔞仁，更敗其胃，害尤甚焉。或曰，古云滑可去着、痢疾積滯，便結不暢，用蔞仁以滑腸，是亦一法，何以概不用。答曰，此正不審氣味宜否，徒執死書，莫知其害也。痢疾之所以結滯者，由邪氣與食積凝聚故也。所以凝聚不行者，由脾氣不能運化故也。要知邪結在腑，其傷在臟，邪結爲實，正傷爲虛，腑實臟虛，故爲重病。《經》言，臟者藏精氣而不瀉；腑者傳化物而不藏。故臟應實，實則氣旺，能運化周流也；腑

應虛，虛則通暢無積滯之患。今虛者反實，實者反虛，氣化乖違，陰陽否塞，豈不殆哉。蓋腎司開闔，二便者，腎之門戶也。腎傷而開闔失度，則便下不禁矣。脾主運化，爲胃行其津液者也。脾傷而轉運不前，則津液下溜，而積垢停滯，故雖便下不禁，而又澀滯不暢，所以古名痢疾爲滯下也。初起時，輕者開泄外邪以化積，重者兼用大黃以破滯。使腑氣宣通，則臟氣亦甦。或邪重而臟氣本弱，難施攻奪；或日久而元氣已傷，邪積仍結；如此者，若不于清理之中，兼扶脾胃，助其運化，則積滯豈能流行。邪結日深，元氣日削，無不危矣。倘不知此，如用蔞仁，油潤氣味，胃先受傷，雖能滑腸，不能化積。腸滑則便下反多，脂液日耗，脾腎癒困，更無運化之力，則邪滯膠固癒深，豈非反增其病乎。余嘗見有久痢瀕死者，便下日猶數十遍，腹痛不止。檢其所服方，無不重用蔞仁。可見其臟氣已敗，而邪積依然在腑也。嗟乎，要知腑氣流通，全借臟氣鼓運。或不明腑實臟虛之理，虛實寒熱之殊，而以蔞仁爲君，佐以香連檳枳爲治痢通套之法，竊恐其害有難言盡者。或曰，邪積重者，既可用大黃，則虛人不任攻奪者，用蔞仁代之，似較穩當。是故醫或未用，而病家多有要用者，所以相習成風。今子創新説，不虞不協於衆乎。答曰，世俗正坐此病，欲圖穩當，反受其害。殊不思蔞仁氣味與大黃天淵不同，豈可相代。大黃氣香能解穢開胃，性寒能清邪熱，味苦化燥而能袪濕，其力峻猛，直下腸胃，能破積滯。是故，虛人挾積不妨少用大黃以退病。昔人有與參术薑附并用者，正是虛人治法也。豈可代以蔞仁，反敗其胃乎。所以痢疾門中，古方多有用大黃，絕無用蔞仁者。奈何不審氣味，不知古方，積習相沿，牢不可破，良可歎也。總而言之，蔞仁氣味大不宜於脾胃，溫暑等證，固不當用，而痢疾乃脾胃俱困，用之其害更大。余故聊述其弊，非以追咎已往。竊欲補救將來，知我罪我，亦所不計也。

本文議論精確，非惟陳理特詳，且切中時弊，但文多重複，故節錄其要者。即此而可推及其餘，如大麻仁、柏子仁、李仁肉等品，同此一例。近今西藥如蓖麻子油，油質更重，偏患痢疾之輩多喜其潤而反致增病。

55　四逆散方論

【方】四逆散　少陰病四逆，其人或咳，或悸，或小便不利，或腹中痛，或泄利下重者，此方主之。

柴胡　　　　　白芍　　　　　枳實

炙甘草等分

咳加五味子、均薑，並主下利；悸加桂枝；小便不利加茯苓；腹中痛加附子；泄利下重加薤白。

【論】少陰神機陷於中土，陽氣不得外達四末，故亦令人四逆。四逆散開土氣之鬱結，轉神機以外達四末，陽氣布則手足自溫，此與四逆湯虛實霄壤，不可因同名四逆而混之。余用此方加薤白三十年來，治痢在氣分者，功效極大。

56　戴烈臣痢疾先後治驗不同

【案】壬申（1932 年）季夏，戴烈臣患痢，始因誤治，繼又西藥誤下，迨證劇來請應急。余往診，脈沉遲腹痛，口不渴，痢下不知數。此為腑實臟虛，初證本輕，因誤服寒涼致重。先與真武湯一劑，次與四逆加薤白及半夏瀉心湯加減，後與補中益氣建中等。治療月餘始痊。丙子八月，又患痢，初即委余診治。投以人參敗毒散一劑，即輕，次與四逆加薤白，芍藥湯，當歸建中湯繼之，凡四日而癒。夫同一痢也，一經誤治，即便棘手。

57　論用參

【話】人與萬物同稟陰陽五行之氣而生。平人氣和，故無病。病則失和矣。是以有取於物性之偏，以補救之。善用者，自足保命全生，而無太過不及之弊。今世俗之士，平素無病，喜參芪之補而常服。及至偶患風寒，於風藥中見有些少之參，遂慮其留邪，畏之如虎，不敢稍嘗。嗚呼，此蓋未明用藥之道也，因舉喻昌論外感用參之法。節錄其文，以解世俗之惑。其言曰，傷寒病有宜用人參入藥者，其辨不可不明。蓋人受外感之邪，必先發汗以驅之。其發汗時，惟元氣大旺者外邪乘勢而出。若元氣素弱之人，藥雖外行，氣從中妥。輕者，半出不出，留連爲困；重者，隨元氣縮入，發熱無休，去生遠矣。古今諸方，表汗用五積散、參蘇飲、敗毒散，和解用小柴胡、人參白虎、竹葉石膏等方，都用人參。皆借人參之力領出在外之邪，不使久留，乃得速癒爲快。何今日醫家發表和解藥中，單單除去人參不用，以阿諛求容，全失一脈相傳宗旨。其治體虛病感之人，百無一活。乃市井不知醫者，又交口勸病人不

宜服參，目睹男女親族死亡。曾不悟旁操鄙見害之耶。蓋不當用參，而用之殺人者，皆是與芪、朮、薑、桂、附等藥同行熱補之誤所致，非與羌、獨、柴、前、芎、芩、膏、夏等藥同行汗和之法所致也。

58　活人敗毒散方論　附倉廩湯

【方】**活人敗毒散**　傷寒、瘟疫、風濕、風眩、拘倦、風痰、頭痛目眩、四肢痛、憎寒壯熱、項強、筋痛，及老人小兒皆可服。或瘴煙之地，或瘟疫時行，或人多風痰，或處卑濕腳弱，此藥不可缺也。

西潞三錢　　　茯苓一錢　　　前胡六分

柴胡六分　　　川芎六分　　　枳殼六分

桔梗六分　　　獨活六分　　　羌活六分

炙甘草五分

【論】用參於風藥中，一可以扶正祛邪，一可不使風藥辛溫傷津，有利無弊。奈世人往往畏忌而不敢服，蓋惟知人參爲補品，而不明方藥配合之別有理也。喻氏借治壯熱下痢，及似痢非痢，似血非血，如濁酒。曰：昌按活人此方全不因病痢而出，但昌所爲逆挽之法，推重此方，蓋借人參之大力而後能推挽之耳。

【方】**倉廩湯**　治噤口痢。即敗毒散加陳倉米三錢。

59　瞿品蓮痢疾治驗始末

【案】1928 年戊辰，瞿品蓮年十五，秋患痢疾。初延診時，余即擬人參敗毒散。方用別直參八分，餘藥皆六分。彼親戚以痢疾初起，畏參不敢服。更醫二三，友人戴君文席經理鴻勝莊，莊鄰瞿宅，知證之爲藥誤，再邀余診。脈遲而微，自汗，不欲食，腹痛，痢仍不減，時下赤白。閱前所服之方，類以白頭翁芍藥湯爲主，而以消積，潤下之藥出入加減，致臟氣克伐，邪未去而正已傷。因思古法治久痢，脾腎爲重，急與四逆湯加參，一劑而汗止痢已。繼與歸芍異功溫補而癒。

60　吳涵秋虛人痢疾治驗

【案】1931 年辛未秋，吳涵秋患痢，戴文席邀余至其家。診脈浮而遲，身熱，神倦，懶言，臥床不起。閱前所服之方，乃芍藥湯加大黃。吳君平日染有烟癮，體虛弱，下之爲逆。急與四逆湯加參，一日二劑，因其家貧，無力用參，重用西潞代之。後繼以清暑益氣湯，三劑而痊。

61　葉季和痢疾噤口治驗

【案】1928 年戊辰七月，友人葉季和，身熱下痢，延余診治。其證身熱無汗，脈弦，痢下五色，不能食，日夜數十行。與倉廩湯一劑，微汗熱退。二劑痢癒，病者云：我體素弱，日前病勢頗惡，深慮難起。今服藥二劑，其證若失，何以神效之速也，又未知有留毒否？余曰，表解裏和，邪熱盡去，何毒之有。再與芍藥湯下香連丸，厥疾告瘳。

62　論三夏素食之宜

【話】聖人治未亂，不治已亂；上工治未病，不治已病。迨病而藥之，譬如渴而掘井，鬥而鑄錐，不亦晚乎。而況病又勿能治乎。夫調氣寧神，持精養志，知虛風所從來，避之有時。此聖智之事，非人所能修，而人能節飲食，斯亦治未病之一端也。諺云：病從口入。孫真人《千金方》亦言病因飲食，非鬼神。夏秋痢疾霍亂之證，其致病之因，多由於此。如三夏之時，能食素品，薄滋味，病庶可免。觀僧尼輩而少病，可證之矣。

63　理中丸方論

【方】**理中丸**　吐利寒多不用水者，此方主之。湯服更佳。

人參　　　　　炙甘草　　　　　乾薑

白术等分

　　若臍上築者，腎氣動也，去术加桂；吐多者，加生薑；下多者，還用术；悸者，加茯苓；渴欲得水者，加术；腹中痛者，加參；寒者，加乾薑；腹滿者，去术加附子。

　　【論】方名理中者，謂有調理中焦，撥亂反正之功，故專取甘温平土，不治其病，其病自已。此經方之妙處也。若臍上築去术加桂者，水發於下而未干於脾，故不用术之補土制水，而取桂之温腎以化水。其水邪上凌作悸者。更以茯苓潔净府伐水邪，其脾不轉輸津液不升。渴欲飲水者，重用术以補脾。其吐多者，胃逆上沖，取生薑以宣逆氣。下多者，脾氣滯於下，仍用术以補土舉陷。腹中痛者加人參，以正氣剋伐，故曰中，以別於邪氣腹痛也，寒加乾薑，腹滿去术加附子，因寒邪在脾，在腎有異也。《論》曰：自利不渴者屬太陰，以臟有寒故也，當温之，宜四逆輩。言輩則理中、吳茱萸、真武諸方均在其列。太陰陽明同居中土，脾爲陰，胃爲陽。脾胃陰陽不交則嘔吐而利。治之者，脾陽宜升，胃陰宜降。脾氣不傳輸於上則自利，胃脈不得下行而嘔吐，病見上下，當理其中。

64　四逆湯方論

【方】四逆湯

附子錢半　　　　　乾薑錢半　　　　　炙甘草一錢

【論】錢塘張隱庵按本方主啟下焦之生陽，以溫中土之虛寒，以回表陽之外脫，是從下而中，由中而外之神劑也，陽去陰微，非此莫救。醫者知四逆之回陽，而不知回陽之中又有別焉。有上下陰陽離脫，而陽亡於上者；有表裏陰陽不交，而陽亡於外者。如四逆者，爲少陰之神機下沉，太陽之表陽欲脫，而設此一方，以交太少之陰陽。觀《本論》中：病發熱頭痛脈反沉者用之；傷寒，醫下之，續得下利清穀不止，急當救裡者用之；少陰病，脈沉者急溫之者用之；若膈上有寒飲，乾嘔者，不可吐，當溫之者用之；嘔而脈弱，小便復利，身有微熱見厥者用之；大汗出，熱不去，內拘急，四肢疼，又下利厥逆而惡寒者用之。凡此種種，皆爲少陰君火衰微之徵，故取薑附之溫固腎陽，以維其脫。

65　四逆加人參湯方論

【方】**四逆加人參湯**　依四逆本方加人參錢半。

【論】《本論》中方，相傳爲《伊尹湯液》，即世所謂經方也。仲景作《傷寒》《金匱》，其方本此。藥本《本經》，而嚴其分兩，因證加減，效如桴鼓。如四逆加參，乃陽回後用之，以救津液。蓋津液即元氣，加參所以益氣，乃陽回後用之。本經稱人參味甘微寒，主補五臟，安精神，定魂魄，除邪氣，止驚悸，明目，開心，益智。傷寒十八方用之，皆在汗、吐、下後，可知之矣。後人應用不用，不應用而用之，其誤非淺，皆由不明經論故也。

66　葉迪卿食霍亂治驗

【案】1926 年丙寅十月，葉君迪卿年逾五十，賦稟素健。娶媳日百事躬操，復以賀客臨門，酬應竹林之遊，長夜達旦，過食朱柿油膩等物，至辰時，吐瀉交作。醫進消導藥二三劑，不但吐利不止，反胸痞神倦。其親戚汪性良來求應急。余至其家，望其面色，而戴陽於上，手足溫，吐利不渴。診其脈浮，按之而弱。詳思此證，因煩勞傷神，冷食傷中，再加午前服枳樸等消導藥過劑。傷其正氣，以致脾胃陰陽不交，正結作痞，危在傾刻，急與理中湯，一劑而安。

67　病人不宜食山薯年飯

【話】永嘉風俗，年冬以秈米炊飯，經霜風乾，質堅如砂，謂之冬霜米，亦曰年飯，以為病後調養上品，不知其俑作何人。考此物，滋養之性能既去，渣滓之質徒存，食難消化，蓋無用之物也。又病者喜山薯。此物味甘而厚，雖能補脾，而壅氣助濕。夏秋濕溫瘧痢，大忌之。王氏飲食譜已詳言及。凡此之類，咎在醫者。蓋病者無知，聽從於醫，而醫者不察物性，妄使病者禁食，而食山薯年飯，不知其害，亦可歎矣。

68　辨餓不死傷寒之非

【話】中焦之道，納穀爲寶。平人且賴飲食爲生，豈有病者反絕其穀。今俗傳餓不死傷寒之語。凡病温者，禁食致危，戰汗時，正氣不守，隨汗外泄，頭面如雨，四肢厥冷，雙目直視，手足蠕動，撮空摸床，脈微欲絕，而病家尚謂守誡謹嚴，無進食之誤，盡調治之責，如是而至不治者，蓋數使然也。嗚呼，前者死於是矣，而後者接踵，何不知悔悟也。余目擊心傷，三十年來力破其説，舌焦唇敝而聽從者寥寥，豈亦數乎。

69　外感不宜消食

【話】醫者臨證診察，四診當詳。凡平素讀書，未能精研同異，斯須之間，鮮不貽誤。夫疾病之來，各有其征。如人傷於食，必見噯腐、吞酸、腹痛、便溏、惡食之證，以平胃散爲主，擇用神曲、麥芽、山楂、萊菔子，一二味便可。如兼六淫外感，當以解表爲先，切忌消食之品，以致體虛邪陷。如神曲、麥芽、山楂、萊菔子等，耗氣傷津，均不宜用。又嬰兒停食只用枳殼，桔梗幾分於清痰火方中，最爲妥善。近日醫者每至病家聞旁人之言，云某日赴宴而返得寒熱證或何時在家食肉食面後，即頭痛發熱。於是而所處之方，概作傷寒夾食治。既已發表消食，而又令絕穀，以致邪陷身熱不解。輕者纏綿難已，重者傷生。此皆余所目睹，非虛語也。夫平人一日三餐，虛風無時不有，斷無不食而待風邪之理。若逢此輩治之。豈盡可指爲傷寒挾食證乎。

70　論穀果畜菜之食宜節慎

【話】《經》言五穀爲養，五果爲助，五畜爲益，五菜爲充。平人調合而食之，皆可養精神，好顏色。然亦宜節之，否則致敗，況病人乎。《經》云，熱病而有所遺者，多食則復，食肉則遺。夫穀果畜菜養生之品，亦療病之藥，因證取用。如《金匱》《傷寒》中桂枝白虎湯、桃花湯中之秈米，甘麥大棗湯中之小麥、大棗，白通湯中之蔥白，旋

覆花之蔥，當歸羊肉湯之羊肉，黃連阿膠湯之鷄子黃。至於用薑棗之方者極多。得其用者可以已病，誤用者亦足傷生，而禁食過食皆失其中。

71　附子湯方論

【方】**附子湯**　少陰病得之一二日，口中和其背惡寒者，當灸之，此湯主之。少陰病身體疼，手足寒，骨節痛，脈沉者，此湯主之。

附子錢半	茯苓二錢	人參錢半
白芍錢半	冬术錢半	

【論】腎氣虛浮，元陽不足，參附湯；脾陽不足，术附湯；本方又配以白芍養肝血，茯苓伐腎邪，化生氣，詢爲溫補足三陰最爲完善之神劑。云少陰病者，必見脈微細但欲寐之提綱證。少陰之上熱氣治之，所謂本也。手心而足腎，所謂標也。心主藏神，腎主藏精。脈微者神衰也，細者精不足也，但欲寐少陰之陰樞內沉也。太陽主升降，少陰主出入。少陰本熱而標陰；太陽本寒而標陽。二經相表裏，皆從本從標。出入廢則神機化滅，升降息則氣立孤危。

故萬病窮必及腎。余以此方挽回六淫誤治致傷元氣證，應手取效多矣。

72　龐某春溫證治驗

【案】1907 年丁未三月，徐蓉村甥婿龐某，病溫，月餘不起。余診之，望其體肥年壯，痰多耳聾，脈大而微，舌如常，口和不渴，身微熱，久按不覺。每日僅服冬霜米泡飯二三次，大便秘，小便黃，此因寒涼過劑而致痰盛。六淫證二旬以外當作雜病治。其所以身熱，亦虛陽外越。擬附子湯溫補足三陰之臟，一劑知，二劑已。《經》言有餘而往，不足從之，此證是也。

73　錢政璿痢疾溫補治驗

【案】1910 年庚戌，劉君厚莊長溫州師院，黃君篤生任教學。二人者均余鄉戚。是秋七月，有寄宿生平陽錢政璿

病痢，經醫無效。劉黃二君便來邀余往診。病者脈大而遲，身熱下痢。閱前方，乃白頭翁、黃芩芍藥湯等出入加減。今痢逾旬日，邪少虛多，久痢當以脾腎爲重。腎乃胃關，關門不利，致後利無度，小溲全無，急救腎陽爲先。立附子湯一方與之。二君睹方，驚駭意不決。余亦辭歸。至寓後，極慮其如畏方不服，必至不起。方不甯間，適友人王君珵如來訪遂詳以告。因王亦我邑儒醫，即邀偕往，詢藥服否。果然無人主藥，藥尚未購，且校中師友集商，將送病者歸家。余聞之愕然，極持以爲不可。如此天熱途遠，奈何使病者轉徙路途，宜速將此方配服爲妥，蓋余亦關同邑之誼，不得不熱心營救。二君聞言剴切，於是遵余方煎服。明日再診，熱退痢減。囑仍服原方，厥疾以之獲瘳。

74　辟邪證禁食之誤

【話】長夏濕邪鬱蒸，人居氣交之中，感受其氣，或當時即發，或潛伏至秋而發。其證：身熱纏綿，或渴或嘔，脘悶無汗，便溏或閉，舌苔黃濁或白膩，證變多端，視濕熱微甚，正氣盛衰而異。病名濕溫，蓋即濕熱二氣所爲病。

郡之醫者及病家咸謂之邪證。至秋而發者，謂之秋邪。似此無稽妄談，不知作始何人。凡患此者，即使禁穀，謂得食者則邪惡傷人。其殺人不可數計。如若輩瞶瞶誠可憫，復可恨者也。夫邪爲正之反面：人爲正，病爲邪。六氣之淫盡謂之邪。風熱濕火燥寒，天之六氣也。風行於春，熱行于夏，濕行于長夏，燥行於秋，寒行於冬，四時順序，雨暘時若，以成生、長、化、收、藏之用。是謂天令之正，人以之養生而卻病。若乃飄風折木，亢旱流金，燥濕偏甚，大寒坼土，風雨不節，寒溫淫時，是謂天令失常，即爲邪氣。人感之，則爲病。《金匱》開章即言，風氣雖能生萬物，亦能害萬物。如水能浮舟，亦能覆舟。則正氣之與邪氣，原一氣耳，蓋其正與非正之別也。非正自正，邪自邪也。又曰客氣邪風，中人多死。《經》曰：邪氣盛則實，正氣奪則虛，所指明矣。今取爲一病之專稱，則有邪證，亦必有正證矣。邪證如此，正證若何？此其訛謬，固不待言也。夫人以胃氣爲本，得穀則昌，絕穀則亡，況濕溫之邪，易傷脾胃。若更禁其食，則胃氣絕矣。豈不殆哉。後之君子，其共察之，勿再以訛傳訛殺人而不悔也。

75　雜病多挾風痰火

【話】觀夫雜症之始發而多挾風、挾火、挾痰，其何故也？《經》曰：風爲百病之長。又曰：在天爲風，在地爲木，在人爲肝；以風爲本肝爲標。所謂厥陰之上，風氣治之。厥陰不從標本，從於中見少陽之火化。少陽相火遊行於其間，故火發則風生，風生則火熾。以臟言，則肝膽相連；以化言，則木火相生。唐氏言，火麗於木者信然。魏氏曰：木熱則流脂，斷無肝火盛而無痰者。若此則風也，火也，痰也。盡肝之所爲耳。然則六淫之病，亦有一日起於厥陰者。

76　風引湯方論

【方】**風引湯**　除熱癱癇。

大黃四錢　　　　　乾薑四錢　　　　　龍骨四錢

桂枝四錢	炙甘草一錢	牡蠣二錢
滑石六錢	生石膏六錢	寒水石六錢
赤石脂六錢	白石脂六錢	紫石英六錢

上杵，粗篩，以葦囊盛之，取三指撮，井花水三合，煮三沸。温服一合，治大人風引，小兒驚癇，瘛瘲日數發，醫所不療。

【論】喻氏言，大人風引，小兒驚癇，正火熱生風，五臟元氣歸迸入心之候。癱瘓爲木侮脾土，痰聚流注四末所致。故君大黃以蕩滌風火濕熱之邪，隨用均薑之止而不行者以補之，用桂枝、甘草以緩其勢，用諸石藥之澀以堵其路，而石藥之中又取滑石、石膏清金以伐木，赤、白石脂厚土以除其濕，龍骨、牡蠣以收斂其精神魂魄之紛馳，寒水石以助腎水之陰，紫石英以補心神之虛。明此以治風，遊刃有餘矣。

77　李崇士奇證治驗

【案】1926 年丙寅秋治楠溪綠嶂陳墺鄉民李慶蕚之子崇士。年十五，病始季夏，患濕温。經鄉醫妄行辛熱發表，

津血枯涸，内風動而成痙。家貧來郡普安局求醫。醫者咸卻之，謂證不治。其父聞而涕泣，局董陶蔡二君憫之，乃商于首席胡君。折柬命其來舍。余診其脈，得弦象，直而上下行。觀形如猴狀，肢屈不伸，色㿠白，口流涎，而喑。即許爲證尚可治，但時久耳。遂與風引湯合散，每服五錢，日二服，服廿日。彼聞余言，即至普安局配得卅劑而去。半月後，復來居，即能四肢得伸，行動如常。惟語尚聲嘶，骨瘦如柴，更與竹葉石膏湯去粳米加杞子、竹瀝一方。服十劑後，復診，與陸養愚治王庚陽筋痿證一方，服卅劑而瘳。按此證，始終共計藥金五十餘元，苟非普安局爲之擔負藥費，則貧病者堪設想乎。

78　陸養愚治王庚陽筋痿方論

西潞參四錢	熟地黃五錢	杞子二錢
川黃柏八分	制黃芪三錢	當歸身二錢
淮牛膝錢半	丹皮六分	生冬术二錢
山萸肉二錢	淡附片八分	羌活六分
防風六分	桂枝六分	秦艽六分

虎骨膠錢半　　　龜板膠錢半　　　驢皮膠錢半

鹿角膠錢半

【論】是方以參、芪、术補氣爲君，歸、地益血爲臣，山萸、杞子、牛膝滋補肝腎之陰，少佐附片之辛熱達下通筋，即用黃柏、丹皮以涼肝，羌、防、桂枝、秦艽風藥爲之使，更以四膠血肉之品大補其筋骨。余昔患四肢疼痛，三十年後得是方，每冬煎膏服之，凡五冬其病若失，端賴此方之力也。

79　周懷萱暴厥治驗

【案】1937 年丁丑夏，青田商人周懷萱年卅，體肥多痰，猝暴下血，跌撲而厥。診脈短而濇。長則氣治，短則氣病，濇爲血不足。知此人氣血兩虛，苦辛之藥，均不可妄投。然養陰之藥多助痰，而治痰之藥每傷陰，必得善調合，乃可。授方曰：證因積熱，日久陰絡傷，則瘀血暴下；肝陽化風上乘於陽明，則眩暈而厥。治在厥陰陽明，豈可與六淫外感同日語。

地黃五錢　　　草斛三錢　　　天冬二錢

石菖蒲一錢　　　炙甘草一錢

另以青鉛一斤烊入水中，撈起再烊，烊三次，取水煎藥。

次日復診，眩厥瘥。與方曰：肝病治胃自古有諸。胃以通爲補。今擬通陽明泄厥陰。

茯苓二錢　　　半夏一錢　　　橘紅八分

石菖蒲六分　　　天麻一錢　　　鈎藤一錢

連翹錢半　　　菊花八分　　　羚羊六分

竹瀝一杯沖服

又明日來診。與方曰：證已解，善後以飲食消息之。藥仍通陽明泄厥陰。

茯苓三錢　　　半夏錢半　　　橘皮錢半

桑葉錢半　　　鈎藤錢半　　　石菖蒲錢半

草斛錢半　　　鮮竹茹二錢

80　王道無近功

【話】王道無近功。凡病在肢體軀殼及痼疾者，以之緩治爲宜。若妄投劫劑，希取近效，貽害良多。如東恒清燥湯治痿，余屢用之得效，非百劑不爲功。此等方，苟非醫者有定力，病者能信任決難久守。

81　清燥湯方論

【方】**清燥湯**　濕熱成痿，肺金受邪。六七月之間，濕令大行，子能令母實而熱旺，濕熱相合而刑庚大腸，故寒涼以救之，燥金受濕熱之邪，絕寒水生化之源，源絕則腎虧，痿厥之病大作，腰以下痿軟癱瘓不能動，行走不正，兩足敧側，此方主之。

黃連一分	黃柏一分	柴胡一分
麥冬二分	當歸二分	生地二分
炙甘草二分	豬苓二分	神曲二分
人參三分	茯苓三分	升麻三分
橘皮五分	白术五分	澤瀉五分
蒼术一錢	黃芪錢半	五味子九粒

上杵爲粗散，每服半兩，水二盞半，煎至一盞，去渣，稍熱空心服之。

【論】按痿之爲義，萎也。如夏月烈日高張，草木萎

垂。故病痿之證，手足廢弛不爲我用，一猶草木烈日而萎垂。東恒指其源，爲濕熱刑金，金不生水。信哉！信哉！然酒客濕熱内蘊，以致胃虛成痿；及過服燥烈之藥，津液涸竭亦成痿證；此方均可用之。張石頑《醫通》言，凡服熱藥致痿，非本方百劑不癒。余治友人姜君及陳勝夫長子，陶履臣媳，均與此方，獲效亦都在百劑以上，惟姜君獨服之年餘。又按是證之源，淺言之，總由津涸液竭，血不榮筋故也。《傷寒論》曰，經脈動惕者，久而成痿。錢塘注曰，經脈動惕者，血虛而經脈無所養也。

82　姜嘯樵痿證治驗并經過情形

【案】1923 年癸亥，余臥病累月。冬至前一日，友人姜嘯樵歸自杭垣，過甌江，來舍省疾，與談二小時許，作別回寓。是夜即乘舟返平陽，抵瑞，天未明過江，爲風寒所感。至家，食湯圓，但覺臂痛。初，請王君治之，不癒。繼服金君藥十日，病益劇。迨十二月中旬，金君來探余病，斯時余疾向癒。金君爲述姜君病之經過及所服之方於余。余聞之即曰：此病爲君所誤，然亦非君所能療，須待來年余病告痊，可往治之。金曰：是不能。其病甚劇，去生遠矣，安望待君來年乎。余曰：不然。平素相姜君，精神外露，內藏已虛。又近年奔走杭垣，謀名勿獲而負債在身。此其五志火動，肝火易熾。苟初從甘寒熄風爲治，方爲正治。而君反以大辛大熱之劑，冀驅其風，所以服藥而津血枯涸，筋失營養，肌肉削而成痿證。若果爲風寒外襲，內無所病，一二劑解表，即當癒矣。何至斯劇也。第今病在四肢筋骨，治難速癒，然亦非易死，必然。次年，1924 年甲子端午後，姜君病益危，專使來甌請診。時余病瘳，精神已復，乃即束裝啓行。抵平，已日夕。入門遇黃君梅生，告以姜君之病危極，老醫陳某昨來至今，不肯書方，而病者望君甚切。余即入房省病，病者作訣別語，蓋亦不復望生矣。余觀其肌消肉脫，骨瘦如柴，外蒙枯皮而已，指足蹜而不伸，面色淡白無華。診脈兩手三部均濇。幸舌尚不絳，飲食二便如常。因問其手足尚知痛否。答云，稍有舉動，亦覺微痛。余聞知病爲可治。遂檢閱前所服瑞平兩邑醫者之方，凡六七十張，皆辛温燥劑，驅風通絡，從無一方捨風而治病。乃哂而言曰：君病十錯耳，奈何服半載，盡是風藥。曰：我病風而服風藥，何錯之有！君言得無悖乎？余曰：《經》云病爲本，醫爲標，標本相得，邪氣乃伏。今標本均失，焉得病癒。遂將年內晤金君之言，詳以

奉告。且曰：此非藥誤成痿乎！病者聞之，喜形於色，即問治療之方。余曰：《易》云，燥萬物者，莫熯于火，原君之痿，初非本病，緣燥烈之藥所致。治法獨取陽明，以陽明主榮宗筋，又爲氣血生始之源。苟使陽明之津，能以漸充，庶君病有瘳日。因與東垣清燥湯一方。囑每晨煎服，守而勿更。居五日而還。迨經半月，又使來請復診。再往，望其色轉潤澤，診脈亦不濇，知藥已見效，囑繼服而已。仲秋，使又至云病變。夜而往，至方天曙。進詢近日病狀。言以食物不慎，致單腹作脹，痼疾未瘳，新病復起，未知尚能治否。問食何物。言爲南瓜山薯耳。此蓋脾虛作脹，診畢，與丹溪法：別直參、茯苓、白术各三錢；歸、芍各錢半；芎、樸各一錢；陳皮、黃連各八分。令每日二服，脹癒爲度。病者初疑脹證不宜驟補，第以前方即效，故亦服之。一劑後，大便得解。知藥下對證，遂連服十二劑，脹滿全消。乃使復服清燥湯。至乙丑（1925 年）季春，病癒，行步如常。余治是病，往返六次，方僅二紙，服藥約數百劑，厥疾克瘳。

83　黃方玉足痿治驗

【案】1937 年丁丑仲春，楠溪浦口黃方玉以病足痿來城，寓百里坊求醫。診其脈右大於左。舌絳，口渴便秘，足痿不能起立。其始因寒熱頭眩，誤以辛溫解表得之。與桂枝白虎去米加竹瀝、羚羊，繼以竹葉石膏湯去米加地骨皮。此證因辛熱劫津，胃虛宗筋失養所致。乃宗《內經》治痿獨取陽明之旨。用藥如蔗汁、梨汁、生地、元參、杞子等出入于前方中，并使間服加味虎潛丸，半月而癒。

84　頭痛與惡寒非盡屬外感

【話】瘦人多火，若見惡寒，此火鬱也。不可誤作外感，妄行辛散，病必加劇。肝陽上升，頭痛有類外邪，治以清泄爲宜，辛溫同屬禁忌。

85　賈昌榮之子頭痛治驗

【案】1937 年丁丑四月，岩頭鄉民賈昌榮之子年十一歲，頭痛月餘，經兒醫治療無效，踵門求治。審證頭痛在前額，日夜不得臥，口渴，色萎黃，脈虛數，知爲一陰一陽合病，少陽相火挾厥陰風木以乘陽明，陽明以應頭額前，故痛見其部，擬方與旋覆、代赭、沙參、苦丁茶、菊花、花粉、牡蠣、水連、吳萸、草斛、烏梅、羚羊，以石決明二兩代水煎，一劑而痛已。

86　洪淑梅噫氣治驗

【案】1936 年丙子孟冬，樂清三盤洪淑梅女士年廿餘，登門就診。觀其噫逆迷迷而來，獨頭動搖無暫安，身無寒熱，色脈平，詢知飲食二便如常。病發十餘日，中西醫罔效。竊思掉搖爲風木之象，噫氣乃寒熱相搏。與以清火豁

痰，清金制木，潛陽鎮逆。次日來，喜形於色。自言：服
藥旬餘勿效，惟憂其成痼疾。今先生一劑而瘳，實非所敢
望也。方附後：

旋覆花三錢	代赭石錢半	川貝母錢半
天花粉錢半	廣陳皮一錢	鮮竹茹二錢
北沙參四錢	枇杷葉三錢	通草一錢
吳茱萸四分	黃連八分	烏梅肉六分
川楝子錢半	鱉甲代水一兩	牡蠣一兩
石決明一兩	葦莖一兩	

87　治脾胃陰陽異宜與胃病陰陽之別

【話】脾爲陰土，喜燥而惡濕；胃爲陽土，喜潤而惡
燥。香岩脾陽宜升，胃陰宜降之説，最合經旨。東垣脾胃
論，究偏治脾。胃病最多，其因不一：有痰飲盛，胃陽不
伸者；有胃陰竭，賁門不展者；有胃反嘔吐之爲寒者；有
食格不下爲火者；有肝木相乘，噯氣不除，脘中毒痛之爲
客邪者。其虛實寒熱不同，標本勝復各異，當廣求經論以

究其治。

88　王志澄虛寒胃痛治驗

【案】老友王志澄，年六十六，1943 年癸未春間患胃脘痛，五日一發，吐利並作。每發延西醫施手術洗胃，如斯兩月不癒，至孟夏請診。余往，望其人瘦，色痿不澤，神倦懶語。聞爲宿疾三十餘年，昔在梓里醫治屢癒屢發。診脈，右三部沉緊，左弦而弱，腹中氣逆有聲，口中和而不渴。昨晚嘔吐，心下痛不能食。余坐默思，望七老人，脾陽衰憊，況屢行洗胃，胃汁傾倒殆盡，氣血資源缺乏，故肉削神瘦。而胃爲陽土，脾爲陰土。土爲五常主信，在數爲五，故五日一次，發不爽期。遂與大建中湯，參飴以充胃汁，薑椒以振生陽。脾胃并補，以建中氣爲先，服後稍癒。次日復診，囑照服，候五日再診。至期病發減輕，惟舌稍絳。改與吳茱萸湯，以粳米易棗，合小半夏加茯苓以通陽明。又五日，病不作矣，而腹鳴未已，予附子粳米湯，囑其守服。至端午，食粽，腹痛大瀉，胃脘痛，臥起不安。診右關脈大，是爲陽中有陰。擬大黃附子細辛湯温通一法。

藥下，瀉二次，其病若失。次日診脈平。因思古稀之人，當大病之後，撫緝殘餘元氣，宜王道之劑，且須節飲食以善其後。與六神湯，即四君加淮山、扁豆。服後覺胸中不舒，志澄自去淮山、扁豆，加桂六分，服之良宜。余乃使守服至十餘日，遂氣充神旺。按四君爲王道劑。參、术、草之甘溫以補中益氣，今加桂合苓以開太陽陽明，能化飲邪，極合治理。何澄思之偶中也。

89　陳立夫胃痛兼胸痹治驗

【案】1938 年戊寅春，楠溪陳立夫來就診云：心腹痛十餘年，中西醫罔效，近加胸痹，胃脘時痛。聞先生名，賤病未悉可治否？診其陽微陰弦，形瘦色萎黃，胸痹是新病，脘痛爲宿疾。詢飲食起居。言茹素十餘年，供職監獄司書。蓋勞心不勞力，知形瘦色萎之由來。此證當治虛不可補虛。與《金匱》栝蔞薤白半夏湯。以通上焦之陽；加苓桂以開太陽導飲下行；佐竹瀝薑汁以豁痰。二劑後復診，授以烏梅丸加減，苦、辛、酸以治肝，其病即已。

90　陳逸才胃反嘔吐治驗

【案】1939 年己卯夏曆二月，古厢巷陳逸才，年四十，得反胃病十餘日，粒米不得入，病者懼，來請診。余至其家，診脈，右三部浮滑而大於左，應胃虛痰積於中；左脈弦緊，應嘔吐脘痛，大便秘結，此爲肝木乘土之象。《金匱》言，上工治未病，不治已病。知肝傳脾，當先實脾。今既失治在前，則臨渴掘井，鬥而鑄錐，不亦晚乎。尚幸仲景有救逆法在：陽明病，食穀欲嘔者，吳茱萸湯主之。方用參、棗補土扶中，重用吳萸、生薑，逐飲散寒。且辛先入肺，俾肺氣得行其治節之權，而逆氣以降，肝有所制，不致妄行。因此，土不受侮。二劑後，食進，惟心下仍痛，不時乾嘔，大便未去。即以前方合大柴胡加椒、梅，通陽明兼和甲乙之木。一劑便去痛已，飲食如常。善後以歸芍六君加吳萸扶土抑木；使土木合德，則邪風化爲和風耶。

91　大建中湯方論

【方】**大建中湯**　治心胸中大寒痛，嘔不能飲食，腹中滿上冲皮起，出見有頭足，上下痛而不可觸近者。

乾薑二錢　　　　蜀椒一錢　　　　西潞參四錢

飴糖四錢

【論】胸爲陽明之部，宗氣之所居。大腹爲坤土之位，脾陽之所斡旋。今陰寒自下而上，充斥胸腹，結於上爲痛，犯胃則嘔，乘脾則滿。上下彌漫，陽光幾至絶滅，非椒薑之大温大辛以迅掃陰霾之氣，孰復離照之象？人參飴糖具稼穡作甘之味，充津益氣，以温養中焦之陽。

92　大黃附子湯方論

【方】**大黃附子湯**　治脅下偏痛，脈緊弦，此寒也，以温藥下之。

大黄二錢　　　　　附子錢半　　　　　細辛七分

尤在涇云：陰寒盛聚，非温不能已其寒，非下不能去其結。故曰：陰寒聚結，宜急以温藥下之。

93　附子粳米湯方論

【方】附子粳米湯　治腹中寒氣，雷鳴切痛，胸脅逆滿嘔吐者。

附子錢半　　　　　半夏二錢　　　　　甘草七分

粳米半杯　　　　　大棗三枚

述腹中雷鳴，胸脅逆滿嘔吐，氣也，半夏功能降氣。腹中切痛，寒也，附子功能祛寒。又佐以甘草、粳米、大棗者，取其調和中土。以氣逆爲病进於上，寒生爲病起於下，而立於上下之間者，土也。如兵法，擊其中堅而首尾自應也。

94　丹溪加減八珍湯方論

【方】丹溪加減八珍湯

西潞參四錢	白朮三錢	茯苓三錢
當歸錢半	白芍錢半	川芎一錢
川樸一錢	陳皮一錢	黃連八分

【論】丹溪曰：脾具坤靜之德，而有乾健之功。故能使心肺之陽降，肝腎之陰升，而成天地交之泰。今也，脾陽受傷，轉輸之官失職。胃雖能受穀，不能運化，故陽自升，陰自降，而成天地不交之否。斯清濁相混，濕熱相生，遂成脹滿。治以是方，補脾行濕，久乃可痊，王道之劑也。

95　方志誠四兄單腹脹治驗

【案】1928 年戊辰秋，志誠臥病，其三四兩昆仲來院探疾。四兄因夏間患時瘧，服金雞納霜丸後，單腹作脹，鄉

醫杜某治月餘無效，因來城求治。志誠一一告余，并請一診。於是詢其平日之起居飲食如何。志誠曰：平日勤儉持家，五昆仲中惟彼心身多勞而能積蓄。余診其色脈，知爲可治，度病者之意以久服中藥勿效，決不能守王道之劑，乃不與方，囑先求治於西醫。次日進白累德醫院，住一星期，該院促其出院，云證屬不治，仍請余診。詢其在院中經過情況，言每日服藥水，下後腹暫減而仍如故，精神不支。其三兄琴友因問：尚可救治否？余曰：捨家務，息思慮，服藥百劑，可痊。第須明告病者，惜命勿惜金乃可。遂與丹溪法八珍去地、草，加連、樸、陳皮，每日二劑，兩月而瘳。

96　徐九思病後失精治驗

【案】1935 年乙亥春，怡齋爲其鄉親徐九思病，來邀余入鄉診視。至日已暮。詢證始於去冬，病溫月餘，近身熱雖解，但卧床不起，飲食日減，精神疲倦，骨瘦如柴。診脈芤，色痿，腎精不攝，時常滑泄，陰頭寒，病者心甚恐。據此，乃陰陽離脱之候，爲擬二加龍牡一方。三服後，乃翁來城，改方換方均不應，仍囑守服原方。十餘劑，厥疾剋起。惟精神不全善忘，經調養半載，漸以復原。

97　二加龍牡湯方論

【方】小品二加龍牡湯　治虛勞不足，男子失精，女子夢交，吐血，下利清穀，浮熱汗出，夜不成寐。

生白芍錢半	炙甘草一錢	龍骨錢半
牡蠣二錢	生薑錢半	附片五分
白薇八分	大棗二枚	

本方即桂枝加龍牡去桂，加白薇、附子。主治大同，惟浮熱汗出爲異耳。修園曰；桂性升發，非陰虛火亢所宜。況此證之汗，因虛陽鼓之而外溢，必得白薇之苦寒泄火，即是養陰；附子之辛熱導火，亦是養陽。又曰，此方探造化陰陽之妙，用之得法，效如桴鼓。庸醫疑生薑之過散，龍牡之過斂，置而不用，以致歸脾湯，人參養營湯等，後來居上，詢可浩嘆！按修園云，陰字是指上下之陰陽而言，非指氣血爲陰陽也。審證與藥顯爲氣失固護，故可投甘溫鎮納之品，與陰虛由於液竭者不可同日語。

98　吳茱萸湯方論

【方】**吳茱萸湯**　陽明病，食穀欲嘔者，此湯主之。少陰病，吐利，手足逆冷，煩躁欲死者，此湯主之。厥陰，乾嘔、吐涎沫、頭痛者，此湯主之。

吳茱萸三錢　　　　西潞參四錢　　　　生薑三錢

大棗四枚

【論】陽明之上，燥氣治之，不從標本，從乎中見。中見不及，則胃家實而病燥熱，宜清之；中見太過，則病太陰寒濕，宜溫之。吳茱萸具火木之性，能溫中土而使神機內轉，薑、棗、參秉辛甘之味，能補精汁而使經脈流通。余用此方治反胃極驗，惟吳茱萸不宜泡淡而失其本性。

99　李友寬夫人陽虛頭痛治驗

【案】1911 年辛亥三月，李友寬夫人年四十，體素多痰，陽虛頭痛，旬餘不解，邀余診治。其證乾嘔，吐涎沫。依法與吳茱萸湯一劑而瘥。繼因喉中痛，進半夏散，二小劑而癒。

100　半夏散方論

【方】**半夏散及湯**　傷寒，咽中痛，此方主之。

半夏　　　　　　桂枝　　　　　　炙甘草等分

【論】三陰經脈循喉嚨，系舌本。不但少陰然也，而傷寒中咽痛症概隸少陰何也？蓋少陰主樞，咽亦開闔如樞。樞病則開闔不利，故咽喉痛，屬少陰。徐氏云：本草半夏治咽喉腫痛，桂枝治喉痹，此乃咽喉之主藥。後人以二味爲禁藥何也？

101　徐蓉村如夫人肺痿治驗

【案】1936 年丙子十二月初十，診徐蓉村如夫人證，色白無華，失音聲不出，痰多稀薄，舌潤淡絳，口不渴。云：證始孟冬，初患白喉，迄今四旬餘，喉證已瘥，而邪去正亦不支，咳嗽痰涎不止，精神日倦，飲食日減。近五日，藥餌飲食均不得下，入口即吐。脈，兩手三部微弱無力。觀前服方，均是清燥救肺、養陰清肺、增液湯等出入。余默思是證，本感秋燥，喉中痛發白，所服之藥均是，何以久而無效，反至正奪。此蓋甘寒之藥過服而脾滯，脾氣不得轉輸於上，肺氣不能通調水道，則痰涎日盛，胃脈不得下行，故飲食不下。證屬肺痿，與《千金》甘草生薑湯，囑服五劑。繼與《金匱》橘皮竹茹湯，十餘劑，其病乃起。

102　《古今録驗》續命湯方論

【方】《古今録驗》續命湯　治中風痱，身不能自收持，口不能言，冒昧不知痛處，或拘急不得轉側。并治：但伏不得臥，咳逆上氣，面目浮腫。

麻黃一錢	桂枝一錢	炙甘草一錢
乾薑一錢	石膏三錢	當歸一錢
人參一錢	杏仁一錢	川芎五分

【論】徐忠可云：痱者，痹之別名也。因營衛素虛，風入而痹之。故外之營衛痹，而身體不能自收持，或拘急不能轉側；內之營衛痹，而口不能言，冒昧不知痛處。因從外感來，故以麻黃湯行其營衛，乾薑、石膏調其寒熱，而加芎、歸、參、草，以養其虛。必得小汗者，使邪仍從表出也。若但伏不得臥，咳逆上氣，面目浮腫，此風入而痹其胸膈之氣，使肺氣不得通行，獨逆而上攻面目，故亦主之。

103　李友寬夫人風塊治驗

【案】1921 年辛酉十月，李友寬夫人患頭面風塊浮腫，足痛、步履維艱，經醫治一星期無效。余診脈浮而遲緩，知爲風熱病於上，寒濕病於下。《經》云，開闔不得寒氣從之，逆於肉理，乃生癰腫。又風、寒、濕三氣雜合而爲痹：風勝則爲行痹；寒勝則爲痛痹；濕勝則爲着痹。其始皆因正虛，腠理開闔不得，營衛失常，則邪風得入。與《千金》《古今録驗》續命湯二劑，頭面浮腫均消，惟兩足仍痛，與《金匱》甘草附子湯，繼服而癒。

104　論幼兒過飽過暖之害
二則　附方

【話】幼稚夭弱，有因父母愛惜太過，慮饑慮寒，飲食任其過飽，傷其脾胃；及多食生冷之物致成疳勞；或衣服過於溫暖，夜眠襆被重複，逼令汗出，以致亡津虛怯。按童年體魄未堅，陰未充陽易動，過飽傷胃，過暖亡津，往往在十五歲以內，肌瘦如柴，腹大如鼓，耳後生癧，症狀不一。俗語云：欲小兒安，須帶三分饑與寒。觀鄉間農家小兒，少疳積；而殷富家兒偏多此病，庶可知也。原疳生於濕，濕生於脾，因飲食不節而脾氣困滯，水穀之濕蘊而釀熱而疳生矣。

【話】小兒嗜甘，每多厥陰蛔證，腹痛控心下嘔惡吐酸，脈大，舌苔濁見花點，即大人亦有之。余每以烏梅丸加減，變丸爲湯，治之屢驗。

烏梅去核六分	半夏錢半	黃連八分
乾薑五分	當歸六分	西潞參三錢
白芍錢半	川楝子錢半	桂枝六分
川椒三分		

本方白芍、楝子、烏梅肝藥也；乾薑、川椒胃藥也；半夏胃藥亦降逆藥也；更取于當歸、桂枝之通絡，參之扶正，共奏扶土達木之效。如無濁苔去半夏加吳茱萸，無嘔吐半夏吳茱萸俱不用。苔如常無花點，脈數而不大，用後方金鈴子散合左金丸，苦辛以泄木。

黑山梔錢半	半夏錢半	北沙參三錢
川楝子錢半	元胡索錢半	白芍錢半

吴茱萸四分　　　　黄連八分

　　左金之黄連所以泄肝之邪，吴茱萸所以達肝之用。金鈴子散得白芍，可以疏肝之逆，加半夏治胃，黑栀瀉膽熱，北沙參補肺金。此方較前平妥，而效亦稍緩，用能中病無過而傷正之慮。

105　李友寬幼女下痢治驗

　　【案】1917 年丁巳秋，七月望日，夕陽西下，余出診畢與友人在德昌娛遊。友寬尋至，手方數紙，言小女未周證危，幼科醫所開之方各不同，願爲我決所從。余曰：證未診，不敢妄言。彼聞言喜曰：君亦能作小兒醫耶！余告曰：醫理一貫，大小何異。乃同往診之。病下痢肢涼，身熱自汗，與烏梅丸減辛、附、川柏，加楝子、白芍，合生脈散一劑。汗止肢溫熱退，惟痢未已，與四君合生脈、香連二三劑而瘳。

106　論婦人男子感病之同異

【話】婦人之病，原與男人無異，獨多經產二事耳。《論》中明示人以熱入血室，暮則譫語，如見鬼狀，治法勿犯中上二焦。又於經之適來適斷，列其虛實之別。此婦科六淫見證之稍異也。至於雜病胎產，《金匱》均有主治之方。學者能熟讀仲景之書，再細心研究葉氏《臨證指南》，沈氏《女科輯要》，則臨證處方應用無窮矣。

107　小產難產致變之因

【話】夫小產難產，一因婦人體弱不節欲；二因試痛誤作正產，妄投催生之藥；三因正產時不忍痛，坐蓐用力太早，胎胞未轉手足先出。此際，惟令產婦寬心安睡，亦無危險。夫胎產乃天然之事，瓜熟蒂落，水到渠成，何用先事顧慮哉。但平時知節欲，臨盆能閑暇，自無生變。

108　經產異常之見歷

【話】凡事有常亦有變。如婦人懷孕十月而正產，其常耳，但十二月，廿四月，四十月均有之。吾鄉緝候如君，產子皆廿一月。婦人受孕，經水即斷爲常，亦有受孕十月經水仍有。此乃體足之故，謂之餘胎。吾友林璧如妻懷孕五六月，經水綿綿不斷，服温經湯五六劑方止，至十月孿生雙子。《經》云：有者求之，無者求之，膠柱而鼓瑟，未可以言醫。

109　正蓮房功用之誤

【話】貴耳賤目，自古已然，苟無人起而矯之，以誤傳誤，將何底止。如《本草》蓮房主破血，治血脹腹痛及胎衣不下，蓋行血物也。今永嘉人咸取爲安胎聖藥，其謬悖殊甚。有名醫自負世傳女科者，亦往往書之于安胎方中。

考安胎者，乃荷鼻而非蓮房。《本草》荷鼻主安胎去惡血留好血是也。

110　節欲之利

【話】世言寡欲多男，而其所以然者，蓋婦受胎之初，胎元未固，極易搖動，苟房幃不節，每令暗産，朝花暮落，人鮮能明。

111　肥人不育用啓宮丸獲效之偶遇

【案】1919 年己未春，上鄉張君潤玉其令堂偕媳來就診。余診其脈緩重按之滑而有力，肌肉淖澤豐厚，知爲有餘之體，惟氣機欠流通，難於孕育。其姑問曰：診體虛否？余曰：此爲壯盛有餘，而何云虛。又問：是七八年來未能生育何故？余曰：然，此即《內經》所謂土太過曰墩阜是也。土爲生物之母，太過不及，即燥濕不調，焉能生物。

擬方與茯苓、半夏、陳皮、蒼术、神曲、川芎、炙草，囑守服有效。至季夏，潤玉遣價來請下鄉診病。比至其家，潤玉云：春間所立之方，每月服五六劑，今肌肉大減，不知何故？余進內一診形體果瘦，脈寸關微滑，尺部弱。詢飲食如何，經期定否。彼答云：服藥後，經較上年有定期，今四旬未行，得食欲嘔。精神皆好，惟親友皆云，我忽瘦，不知何故？余出向潤玉作賀。疏方以水連四分、蘇葉三分，囑其分床節欲，以免暗產。中秋後，又來邀診云，經停及今，腹中有氣，仍疑非孕。爲擬紫蘇飲，與服二劑。至1920 年庚寅正月，産一男。

112　陳氏婦腐胎誤下治驗

【案】1917 年丁巳季秋，竹溪鄉民陳氏婦，爲葉君可恒之甥女，妊娠數月患濕溫。服藥月餘，雖暑濕之邪解而咳逆上氣，心煩不得臥，口渴不飲，面色灰滯，苔濁多痰。葉君請下鄉診治，其脈右寸浮大，關尺均弦。因詢其胎動否，云已多日不覺。檢閱前服之方，如滑石、通草、葦莖、茅根、薏米、半夏等藥，徑投勿忌。據脈審證，其胎早壞可知。喻氏《寓意草》曾載斯證，以瀉白散加黃芩、桔梗，腐穢即下。余仿其意，取小青龍加石膏，一劑而腐胎下，咳逆平，再劑而病若失。繼與六君加均薑、細辛、五味子。

113　張亦敏夫人腐胎壞證治驗

【案】1937 年丁丑季夏，張亦敏夫人孕二月證危。其内兄葉伯英來請應診。余曰：令娣於二旬前，以肝胃宿疾兼感時邪曾來就診。余投烏梅丸加減，胃脘痛癒，惟身微熱不了了，復方以通陽明，泄厥陰；何危急若此！即同往診。病者三部脈沉，苔白不渴，面色暗滯，神倦懶語，胸悶不舒，便秘溺赤。閱前服之藥，竟爲滑石、薏仁、葦莖、通草、黑梔、芩、連、羚羊之屬，多胎前所忌。且無口渴苔黃之候，何以任投。張云，經已行過矣。余復至病房，診其脈沉且兼濇，尺中更甚。默坐推詳。此證外感本輕，乃痰飲發寒熱，如風寒狀。時醫不察，指爲暑濕之邪，致胎爲所傷。今經雖行，而胎腐穢仍未去，故變證如斯。先與易思蘭暢衛舒中，二劑得微汗熱解，兩寸脈起。繼與香附旋覆花湯及瓜蔞薤白半夏加苓桂。迨上部之痰飲清廓，乃

與旋覆花代赭石丹參桃仁郁金苓桂。服後腐瘀下，似經非經，一月不止。後與溫經湯、歸芍六君、當歸建中湯、歸脾、八珍等劑進出，大補氣血兼溫經通陽爲治，如斯兩月，始能起床。

114　劉貞晦令嬡室女斷經治驗

【案】《經》云：二陽之病發心脾，有不得隱曲，女子不月。沈氏曰：二陽指陽明，《經》言不指臟腑。言二陽之病發心脾者，陽明爲多氣多血之經，血乃水穀之精氣，藉心火鍛煉而成，憂愁思慮傷心，因及其子，不嗜飲食，血無以資生，陽明病矣。太冲爲血海，并陽明之經而行。故陽明病則沖脈衰，而女子不月矣。冠宗奭曰：童年情竇早開，積想在心，月水先閉。蓋憂愁思慮則傷心，心傷則血耗竭，故經水閉也。火既受病不能營養其子，故不嗜食。脾既虛，則金氣虧，故發嗽。嗽作則水竭矣，故四肢乾，木氣不充，故多怒髮鬢焦，筋痿，五臟傳遍，故率不死然終死也，比於諸勞最爲難治。余觀二氏之説，於病理之剖釋，窮極精詳。惜乎其未有方可拯茲少艾，詢爲恨事。因爲廣征先賢治法，不外建中、復脈、丹梔逍遥、歸脾、六味等，仍屬敷衍套文，不中肯綮。思情志之病，非草木所能療，而血肉重味又易於礙胃生痰。數年之中而卒未得一效驗之方。

1934 年甲戌孟秋，劉君貞晦延診其令媛。觀病者身體羸瘦，面色萎黃。診脈六部沉濇，月經停已半載，尚幸其無咳嗽盜汗等證。余執醫以來，惟此證最所痛心疾首，但又不可以言之，使病家聞而恐懼。默思是證，苟能治以補脾和肝，鬱得以舒，土木合德，生化之機可以漸遂矣。乃盡掃通套之方，以甘麥大棗滋其臟躁，加藕汁以舒鬱。且令日服雞汁，補肝陽以助條達之機。一星期後，復診，以原方加茯神、遠志、西洋參兼治其心。如是連服五十日，并雞汁不輟，季秋地道通，是冬於歸，次年一索得男。斯病也，余千慮一得，豈不快哉！

115　戴文席妻虛勞經斷治驗

【案】1940 年庚辰春，戴君文席之妻沙氏產後二三日，值敵機肆虐城郊，文席乃攜眷下鄉。至六月半始返。適余

亦避亂歸，敝院距戴屋僅百步，朝夕相晤。戴君云其妻產後腹痛，下利百餘日矣，與甘草瀉心湯、烏梅丸加減，均不應效。立秋後，面色萎黃，身體羸瘦，經斷半載，下利日仍數行，舌紅潤，五心熱，寐則盜汗。病者及親戚皆云不起，欲捨藥。余本救人無已之心，與知己信任之篤，竭力圖維，必得立效以報。幸其證胃氣尚存，右三部寸脈獨大，左三部不至於細數。捨苦辛藥而不投，依《經》旨：勞者溫之，形不足溫之以氣，精不足補之以味之義，先服瀉白散合甘麥大棗湯加西洋參、阿膠十餘劑。證稍有機轉，再服歸脾去芪、圓眼，加阿膠、白薇、竹茹六劑，利已痛癒。二十劑，肌肉色脈均復。繼服雞汁，旬餘經來。善後，手足頭面有氣，服桂附八味，以收全功。

116　真武湯方論

【方】**真武湯**　太陽病發汗，汗出不解，其人仍發熱，心下悸，頭眩，身瞤動，振振欲擗地者，此湯主之。少陰病二三日不已，至四五日，腹痛小便不利，四肢沉重疼痛，自下利者，此爲有水氣，其人或咳，或小便利，或下利，或嘔者，此湯主之。

茯苓三錢　　　　　附子二錢　　　　　生薑三錢

白芍三錢　　　　　白术二錢

若咳加五味子、細辛、均薑；小便利去茯苓；下利去白芍，加均薑；嘔加生薑，去附子。

【論】真武爲北方治水之神，以名方者，言其有治水之功也。方中附子以暖腎陽，生薑驅寒飲，茯苓逐水以決其流，白术培土以制其泛濫，白芍苦平泄木以防所不勝。其《經》云：實者泄其子之旨乎。本方爲治水之神劑。傷寒二條：一因發汗虛其心陽，太陽寒水上凌爲患；一因君火衰微，腎陽不足，火不生土，水無所制，泛濫而爲痰飲。余用之於痰飲咳逆上氣水腫等證，久病善後，暴病救逆，及痢疾誤下後，鎮其腎氣，使水邪不致上凌，屢見其效。

117　鄧永於母吐血兼痰飲治驗

【案】1913 年癸丑孟夏，余旅居申江，寓三馬路畫錦里維新旅館，同鄉項銘周偕友鄧君永於來寓，請診其母鄧太夫人。據云，證爲吐血極危，滬上名醫不肯書方。余至其

家，見爲六旬老人，身體肥胖，倚椅咳逆多唾鮮血，痰喘不得著枕。診脈遲，手足溫。詢前服方，鄧君爲言：七八年來，家中老幼疾病，皆鄰居張先生診治。家母吐血，請診三次，昨日不肯書方，想必證危不治矣。閱其方爲：生地、丹皮、山栀、貝母、郁金等涼血清火豁痰。余思自古以來，市醫行道處方皆然，蓋以彼之聲名較病家生命爲尤重。洄溪曾言之，推此證治法，當宗高鼓峰陽和失運之理，藥宜溫不宜涼。市醫敷衍之文，豈惟隔靴搔癢而已。爲擬《金匱》甘草乾薑湯加五味，以鮮竹茹煎湯代水，一劑血止。次日，與真武湯去生薑，加均薑、細辛、五味子，二劑而痰喘平，復與六君加均薑、細辛、五味子，調治而癒。

118　甘草乾薑湯論

【方】**甘草乾薑湯**　肺痿吐涎沫而不咳者，其人不渴必遺尿，小便數。所以然者，上虛不能制下故也。此爲肺中冷，必眩多涎唾，此湯主之。

甘草四錢　　　　　炮乾薑二錢

【論】夫血證多本於熱，肺痿亦本於熱，然有虛實之不同。實者泄其子，虛則補其母。《金匱》治吐血三黃瀉心湯以泄少陰君火之實熱，乾薑柏葉湯以溫厥陰之虛熱。然沖脈爲血海，麗陽明而絡於肝。肝主藏血，脾主統血。中焦陽和失運而吐血者。則本方溫中焦之脾陽，是以治之。余治鄧母咳血證，以本方加五味子、竹茹，和甲乙之木，令土木合德，而病癒矣。

119　論血證不宜寒涼徒止其血

【話】吐血不必死而死者，此藥之誤，非證之必然。觀今日醫者，一見吐血，即投寒涼，如茅根、藕節、童便、京墨之屬，冀其止血，而不知瘀血不去凝滯於中，必致咳嗽不已，成虛損肺勞而不治。而鄉間之服草頭傷藥，其害更甚。考血病之因，有外感內傷，陽虛、陰虛、火盛陽微之各異，非多讀書融會貫通，鮮有不誤。先賢徐靈胎《慎疾芻言》尚論之矣。

120　瀉心湯方論

【方】**瀉心湯**　心氣不足、吐血、衄血，此湯主之。

大黃二錢　　　　　　黃連一錢　　　　　　黃芩一錢

【論】陳修園曰：此爲吐血衄血之神方。妙在芩連之苦寒，瀉心之邪熱，即以補心之不足。尤妙在大黃通止其血，而不致稍停餘瘀致血癒後釀成咳嗽虛勞之根。唐容川言：血證皆本於火，沖脈隸陽明而絡於肝，胃脈下行爲順，以通爲補。余治酒客濕熱，及火盛吐血，皆以本方應手取效。葉氏《臨證指南》辨別血證，凡咳血之脈，右堅者治在氣。此系震動胃絡所致，宜薄味調養胃陰。如生扁豆、薏仁、茯神、沙參等。左堅者乃肝腎陰傷所致，宜地黃、阿膠、杞子等，脈弦脅痛者，宜蘇子、桃仁、降香、郁金等。其吐多成盆盈碗者，仲景三黃湯主之。從此而條分縷析則臨證有據矣。

121　婿李鶴年母血證先後治驗不同

婿李鶴年之母，少年寡居，操持家政，季夏吐血盈盂。余診脈數，舌絳而潤，唇赤，與瀉心湯，連進三劑而癒。後二三年，每發均與此湯，服之即癒。1931 年辛未鶴年知醫，當病發與瀉心湯不癒。余往診，脈證與昔不同，其血作紫塊、嘔惡、胸悶而痛，乃與高鼓峰法四物加丹皮、桃仁、制軍、元胡、牛膝，一劑而癒。繼與甘草乾薑湯，至今不發矣。

122　栝蔞薤白白酒湯

【方】栝蔞薤白白酒湯　胸痹之病，喘息咳唾、胸背痛、短氣、寸口脈沉而遲，或關上小緊數，此湯主之。

123　栝蔞薤白半夏湯方及論

【方】**栝蔞薤白半夏湯**　胸痹不得臥，心痛徹背者，此湯主之。

栝蔞實三錢　　　　薤白二錢　　　　半夏二錢

白酒一杯沖

【論】太陽之氣出入於心胸，又胸中乃太虛之地，爲心主之宮城，故邪痹之則氣病而喘急，咳唾短氣，前後環轉不利，故胸背痛。治以薤白之辛滑通陽，善開氣痹。更以栝蔞實之膜如胸膈，能利胸中之阻，佐之酒，得水穀之悍氣慓疾善行，故假其力，以速開其痹。不得臥者胃不和，加半夏以通胃脈之壅。余用二方治飲痹及夏秋濕溫多效。

124　胡屏西女血證挾飲治驗

【案】1918 年戊午仲秋，西郊胡泰興板行老板胡屏西之女，適張玉生醫士子，歸寧日患吐血證，屏西來延余診。余診其脈數、唇紅、吐血盈盂、痰多咳逆。詢其證發幾日。云：痰喘素有，失血僅二三日耳。聞先生善治血證，未知小女之症如何？余曰：吐血欲止易耳。惟治不得其法，致血止後咳嗽不已，爲可畏也。欲血癒而不咳嗽，治當求源。因與《金匱》三黃瀉心湯，釜底抽薪，而加杏樸，治其痰喘，一劑而勢緩。再合栝蔞薤白半夏去酒，二劑而癒。

125　黃土湯方論

【方】黃土湯　下血，先便後血，此遠血也，此湯主之。亦主吐衄。

灶中黃土八錢　　　炙甘草二錢　　　地黃三錢

白朮三錢　　　　　　阿膠三錢　　　　　　附子三錢

黃芩三錢

【論】中焦取汁爲血之源，脾主統血，脾氣虛寒不能攝血，則爲吐衄便血。故君黃土之溫脾，朮草之補脾爲主，更取附子暖腎陽，使命門火旺中土自溫，則脾有權統血，不致妄行。然氣爲血之帥，血之妄行，必氣先亂，故理脾而兼佐黃芩之清熱，阿膠、地黃以滋燥清火熄風，撥其亂而反諸正，此古方之足貴也。陳修園以赤石脂易黃土，均薑易附子，或加鮮竹茹、側柏，余遵用之，極神效。

126　桃花湯方論

【方】**桃花湯**　少陰病下利便膿血者，此湯主之。少陰病二三日至四五日，腹痛，小便不利，下利不止，便膿血者，此湯主之。

赤石脂一兩（半入煎半沖服）　　　　　　乾薑一錢

粳米三錢

【論】此證在經脈，觀下條可刺二字自知，本方亦主之者。石脂爲山之經脈，得土石之精，性溫澀，扶脾燥濕，故以爲君；乾薑、粳米之温補中焦血液爲臣。而温則能通，通則腹不痛，小便利而病癒矣。

127　吳公普子血痢治驗

【案】1908 年戊申孟冬，麻行僧街吳公普延診其子標。云：痢疾久不癒。診其色痿，脈虛，下利純血。蓋少年而有烟癮，平日晨昏顛倒，以致體弱精神不支。先與桃花湯，三劑稍效。再與黄土湯加減，月餘而瘳。

128　陳世東瘀熱下痢治驗

【案】1932 年壬申孟冬，大美鞋店陳世東，以傷寒壞證請診。病者年二十餘，身微熱，汗出不徹，微渴不引飲，舌不乾絳，下利瘀血而腹不痛。病起十餘日，前醫投以凉膈散、栀豉、枳實、三黄解毒、葦莖湯等方，隔靴搔癢，宜乎不應。思此證爲太陽瘀熱循經下行而下瘀血，不求諸

經，概以氣分之藥施之，所以無效。乃與《外臺》駐車丸合白頭翁加減，藥下即痊。

黃連一錢　　黃柏一錢　　當歸身八分

赤石脂四錢　秦皮一錢　　阿膠二錢

乾薑八分　　龍骨二錢

129　論血脫固氣

【話】治暴病急證如救焚溺，不容猶豫延緩，以致貽誤，斯須之間全憑醫之才識，臨床立斷。如血證之暴吐暴崩，苟施治稍緩，一息不運則針機窮，一絲不續則天壤判，禍敗立至矣。當此須急投獨參湯，固氣爲本。設遇貧不能致者，可代以當歸補血湯，虛極加附片。二方余皆歷用不爽，蓋治是證以氣爲主。氣爲血之帥也，若獨與四物等補血，往往致氣脫而死。

130　馮維清弟婦血崩急救治驗

【案】1926 年丙寅孟夏，馮維清晨來叩門，云其二弟婦于晨暴崩撲地不起，經如泉注。余囑速走買別直參一支，獨煎先服，余後至見病者仍仰臥於地。家人云服參後神識稍定，但經來仍多。診脈微，年四十餘，體肥多痰，生育已多，平時操持家政，氣虛多勞。因渠兄維清久交相任，故未診囑先服獨參湯急救其氣，不令氣隨血脫以致危也。與方大劑十全大補加附片三錢，日二服而癒。

131　王婦產後崩證治驗

【案】1928 年戊辰五馬街王德發絲線店婦人，產後瘀血暴下不止，神倦脈微，肢涼懶語，氣息甚微。因其家貧無力用參，乃書東垣當歸補血湯加附片三錢，與之一劑即甦。

132　先拙王氏妊娠暴崩及死胎治驗

【案】1912 年壬子仲夏，先荊王氏稟質陰虛，肝腎不足，木火易動，懷孕九月，日間抱幼稚跌撲受驚。初無所苦，至夜猝腹痛臨盆，血至如泉，不能起立。余親抱其身坐盆側，急喚家人買生地黃四兩，用老酒二碗速煎。藥未就，人已昏暈不省人事。取所煎地黃酒一半，立灌得甦。次晨以十全大補、當歸補血遞進。後因胎壞腹中不下，用歸、芎、龜板、血餘四味煎服立產。

133　論咳逆上氣之因并治

【話】讀《傷寒》《金匱》，其於咳逆上氣之因，風寒之外，大端不外於水火二氣。然言火者，惟《金匱》麥門冬湯條。明揭其文曰：火逆上氣，咽喉不利。餘則鮮有言及火者。蓋火之致逆上氣，人之所明。先賢謂《本論》有略有詳矣，非有所遺也。且爲文錯綜交互，彼此相照。如麥門冬湯之言火逆則可知，其餘之不言火者即爲水矣。更會萃其咳嗽上氣之方而觀之，如厚樸麻黃湯、澤漆湯、葶藶大棗瀉肺湯、越婢加半夏湯、小青龍加石膏湯，率皆治飲伐水之劑，與痰飲、咳嗽、水氣三門中諸方遙相呼應，即真武湯、茯苓桂枝甘草大棗湯等皆可從其例。《經》云：肺者相傅之官，治節行焉。肺居最上，爲五臟六腑之華蓋，職主布氣於周身，而外合皮毛，與巨陽者合其德，故又稱肺金爲天。肺不受邪，則治節克行。不然則布氣維艱。外不能開闔皮毛，内不能通調水道，氣阻不宣，則上逆爲喘息咳嗽。非火氣之刑金，即水邪上乘。以水天之氣相連，而水又爲氣之根，水化而爲氣也。今水不化氣，而氣反益其水，上凌於肺，而病生矣。治之者，開鬼門潔淨府，以伐其水。夫腎與膀胱臟腑雌雄，腎臟之水賴膀胱之氣以化。其在於經則太陽少陰相與表裏，故《本論》大法不出太陽之一經而設治，以淨府決而水邪去，鬼門開而滯氣行，肺無所患而病解矣。

134　越婢湯方論

【方】**越婢湯**　風水惡風，一身悉腫，脈浮不渴，續自汗出，無大熱，此湯主之。惡風加附子。裏水此湯加术，主之。咳而上氣，此謂氣脹，其人喘，目如脫狀，脈浮大者，此湯加半夏主之。

麻黃八分　　　　石膏三錢　　　　炙甘草五分

生薑八分　　　　大棗二枚

【論】本方麻黃生薑散膚表之邪，石膏清內蘊之熱，得甘草大棗以補中氣，其加半夏以降逆上之痰，加术所以培土制水，亦即麻黃加术湯慮其汗出太過之義，加附子者，亦同附子瀉心湯之意，預顧少陰之陽，邪去而正不傷。此經方之越讀而越覺有味，屢用而屢得變通，迥非後世之方所可及也。

135　胡烈光如君產後痰喘治驗

【案】1909 年己酉三月，茶商胡烈光如君產後患氣喘急證，延余往診。晤胡君詢如君病始何時。云彌月日服東洋參、龍眼肉，次日得病。余起入內診之，望其咳逆上氣，但坐不得臥，脈右寸關浮滑而弦。問如此狀已有幾日。云三日不著枕。醫者皆云產後腎喘，投以濟生腎氣加減及黑錫丹等，意在降氣鎮逆，而越治越逆。思此證雖屬產後，診色脈乃心下有痰飲。擬《金匱》越婢加半夏一方。胡君望而心駭云，產後虛喘豈可服麻黃石膏。余云，捨此方別無良法。賬房朱君凰丹在側云：服先生藥須先生留此，待藥下見效如何？余諾之。藥下至午後女傭出報云：師母已著枕安睡矣。次日，與真武湯加薑、細、味，又次日，與六君子加薑、細、味而痊癒。

136　厚樸麻黃湯方論

【方】**厚樸麻黃湯**　咳而脈浮者，此湯主之。

厚樸八分　　　　　麻黃六分　　　　　石膏三錢

杏仁二錢　　　　　半夏錢半　　　　　乾薑六分

五味子六分　　　　細辛六分　　　　　淮小麥五錢代水

【論】元犀《雜病源流犀燭》曰："咳而脈浮者，内有飲表有邪也。"表邪激動内飲，飲氣上凌則肺之陽爲之蒙蔽，故用厚樸麻黃湯宣上焦之陽，降逆上之飲。方中厚樸寬胸開痹；杏仁通泄肺氣，助麻黃解表出邪；乾薑、細辛、五味子、半夏化痰滌飲；小麥保衛心宮。然表邪得辛溫而可散，内飲非蠲熱而難平，故用石膏降天氣而行治節，使水飲得就下之性而無逆上之患也。尤妙先煎小麥，補心養液，領諸藥上行下出，爲攘外安内之良圖。可知《本論》之方無微不到。學者當細心體認，方得其旨焉。

137　潘作修咳逆上氣治驗

【案】1937 年丁丑四月下旬，西郊潘作修臥病累旬，日益增劇，親友問疾者滿座，汪君霞軒亦與焉。以其家人惶惶無主，乃折柬來延應急。至則詢其病由，蓋四年矣，每發則咳逆上氣不得臥。今晨頭汗不止，喘更甚。余進診其脈浮，即擬厚樸麻黃湯與之。次日復診，諸恙悉平。乃告以此病治標易已，宿根難除，求預防之方惟晨吞桂附八味丸五錢，午後進苓桂朮甘一劑，守服勿間斷。

138　王某肺癰初萌治驗

【案】1937 年丁丑仲春，治大高橋下王慎記大房某，咳逆上氣，但坐不得眠，喉中如鋸聲。詢病起何時。家人云：素微有痰喘，近大便秘，小便淋濁，經醫服藥十餘日，反不饑不食不便，氣逆頭微汗。診其脈，陽微陰弦，惟關脈

按之小滑，舌苔厚白，痰臭吐如米粥，微帶血絲。證類肺癰初萌。始因風寒外感，誤於生地、石膏、大黃等藥以凝其氣機，致金氣不行，變證如斯。與《金匱》射干麻黃湯加杏樸二劑，證稍癒。再以葶藶大棗三劑，病去七八。乃囑原方食棗勿服藥，又旬日而瘳。

139　周懷宣幼子麻後發肺癰治驗

【案】1938 年戊寅仲秋，周懷宣來云：稚男年三齡，麻疹後兩月，咳嗽痰臭，幼科治之罔效。近據西醫診斷，謂肺中腐壞。願先生爲予度之，能否可治？余曰：證未診，不敢妄説。於是，周移時偕乳嫗抱嬰兒來。望其肌肉瘦弱，色暗不澤，咳頻，痰聲轆轆。乃與葶藶大棗一方。

葶藶三錢　　　　大棗三枚

囑二味并煎至棗肥爲度，去湯勿服。取棗分三次食。晚服小青龍加石膏湯，分量極輕，麻桂薑細味等均僅四分，惟石膏二錢。如此二日各二劑，其病若失。是二方法本《金匱》，惟幼兒質薄，陰未充陽未盛，故分量服法須略變通耳。

140　治病宜權緩急而定先後

【話】病有表裏相兼者，治宜權其緩急輕重，而爲先表、先裏、表裏兼治之別。《本論》中已有明文，特掇之以示一隅之舉。傷寒醫下之，續得下利清穀不止，身疼痛者，急當救裏；後身疼痛，清便自調者，急當救表。救裏宜四逆湯，救表宜桂枝湯，此先裏也。傷寒大下後，復發汗，心下痞，惡寒者，表未解也，不可攻痞，當先解表，表解乃可攻痞。解表宜桂枝湯，攻痞宜大黃黃連瀉心湯，此先表也。太陽病，外證未除而數下之，遂協熱而利，利下不止。心下痞硬，表裏不解者，桂枝人參湯主之，此表裏兼治也。大法，凡表裏兼病，其裏虛者，當先救裏爲急；其裏實，宜攻者，當先解表爲急；表裏均者，兼治之。此學者之所當識也。

141　小青龍湯方論

【方】**小青龍湯**　傷寒，表不解，心下有水氣、乾嘔發熱而咳，或渴，或利，或噎，或小便不利，少腹滿，或喘者，此湯主之。傷寒，心下有水氣，咳而微喘發熱不渴，服湯已渴者，此寒去欲解也，此湯主之。

麻黃六分　　　　桂枝六分　　　　乾薑六分

五味子六分　　　白芍一錢　　　　細辛六分

炙甘草六分　　　半夏錢半

若微利者，去麻黃加蕘花如鷄子大，熬令赤色；若渴者，去半夏加花粉；若噎者，去麻黃加附子；若小便不利少腹滿者，去麻黃加茯苓；若喘者，去麻黃加杏仁。

【論】陳修園言：方名小青龍者，功能翻波逐浪歸諸江海也。心下有水氣，苟非有功如小青龍者烏能決使下行哉。余用此方治飲極驗。

142　小青龍加石膏方論

【方】**小青龍加石膏湯**　肺脹咳而上氣煩躁而喘，脈浮者，心下有水，此湯主之。依小青龍湯加石膏三錢。

【論】尤在涇曰：此亦外邪內飲相搏之證，但兼煩躁則挾有熱邪，特加石膏，即大青龍例也。然心下有水，非溫藥不得開而去之，故不用越婢加半夏，而用小青龍加石膏。寒溫并進，水熱俱消，于法爲尤密矣。學者能取本方之藥，逐味以《本經》考之，則知古人用藥之妙，而五味子合乾薑之治咳逆之爲神也。

143　誼女李瓊英心痞吐涎治驗

【案】1933 年癸酉孟夏，治誼女李瓊英病飲吐涎沫而心下痞，素形瘦，脈數，肝陽易動，投劑以平肝豁痰開胸等時方無效。因思《金匱》云：上焦有寒，其口多涎。心下

乃水火往來之道路，寒阻氣道，故心下痞。依法先與小青龍湯，服已，再與大黃黃連瀉心湯，漬服，藥下傾之病若失。

144　大黃黃連瀉心湯方論

【方】**大黃黃連瀉心湯**　脈浮而緊而復下之，緊反入裏則作痞，按之自濡但氣痞耳。心下痞，按之濡，其關上浮者，此湯主之。

大黃四錢　　　　黃連二錢　　　　漬服

145　附子瀉心湯方論

【方】**附子瀉心湯**　心下痞而復惡寒汗出者，此湯主之。依大黃黃連瀉心湯加黃芩二錢、附子三錢，另煎。

【論】痞與結胸同居心下，但痞爲上焦之氣痞塞不通，故取大黃黃連輕漬取氣以泄上焦之邪，使藥無過病所。其有汗出惡寒者，下焦之陽虛也，即取附子重煎取汁，以固其下。一方之中，重煎輕漬，各得所宜，此經方之入神乎。

146　劫劑之流弊

【話】魏玉橫云：陰虛火盛之人，初服桂附吳萸椒薑等燥熱藥，始則甚得其力，所謂劫治也。昧不知止，久而決裂，莫可挽回。目擊其弊者數人矣。又曰：熱補藥謂之劫劑，初服而癒，後反致重。世不知此，以爲治驗，古今受其害者可勝數哉。按吾邑蹈此弊者，接踵不已。此皆偏于修園一家之説所貽害也。夫修園之書，長於治寒飲陽衰濕盛之證。若陰虛痰積於中，或火鬱於内，妄用之未有不受其害者。

147　白通湯方論

【方】**白通湯**　少陰病下利此湯主之。少陰下利脈微者與白通湯，利不止，厥逆無脈，乾嘔煩者，白通加膽汁人

尿湯。服湯脈暴出者死，微續者生。

附子三錢　　　　乾薑二錢　　　　蔥白三條

【論】陽越於上，陰獨居於下，上下睽違，斯須即判。故四逆之中，尚慮草之甘緩掣其迎陽返舍之力而去之。蔥性善通陽，其白能迎陽於上而歸於下，此天地開闔之機也。其因厥逆無脈乾嘔煩者加膽汁人尿，急者從治也。按此與通脈四逆，皆治陰陽脫離之候，功能起死回生。第彼乃少陰太陽表裏之陰陽離脫，故下利身熱，久按之反不覺。此爲陰盛格陽，上下之陰陽不交，故陽上戴面赤，陰陷於下下利而厥，渴不欲飲，是二者，醫亦辨之。

148　梅佐庭室人陰盛格陽證治驗

【案】1908 年戊申四月初二晨，西郊梅信記佐庭室人病危來求應急。余即乘輿而往。及門，已有三輿先至。余進診病後，詢其情。佐庭告言：素有痰飲，感風寒十餘日，遍延名醫診治，而病益甚。特請一言決之。余曰：醫道艱深，非人所皆知，故每一人患病，舉家惶恐，加以聽熒旁言，已不能主，於是日進數醫，醫各一方，方各不同，使病家仍不知所從。若此，則徒亂人意，無益於病。余意不如諸醫會診，斟酌病情，共處一方而從之。則醫雖多而方則一，可毋致誤。彼聞余言稱善。乃集其家中所請之醫。余爲布其病情於諸醫曰：此證身熱脈遲，下利清穀，面呈赤色，眼下黑，渴欲熱飲，多痰，是爲陰盛格陽之候，絕非温熱之象。前者已誤於藥，兹若更進寒涼，恐危傾刻。此時惟白通湯可續生機於一線，其他非所知矣。諸醫聞言唯唯。進一劑而利止熱解，惟食穀尚嘔，與吳茱萸湯繼服而癒。

149　論《傷寒》《金匱》中方藥之謹嚴

【話】觀夫《傷寒》《金匱》中方，移步換形，變化無盡。非惟藥味出入，治各不同；即銖兩稍異，功能立判。如《論》中，桂枝附子湯與桂枝去芍藥加附子湯，二方所用之藥同而主治各異。于此而知經方分量之嚴，不得妄行變易，爲可知矣。諸如此類者：小承氣湯、三物湯、厚樸大黃湯三方與麻黃附子湯，麻黃附子甘草二方皆然。故知

仲景之書，實融《內經》經方本經之旨而成。讀者能詳其經氣之出入，標本之先後，更證之於用藥之謹嚴，爲善讀此書矣。先賢高士宗謂：成方不足重，用藥實爲難。苟將《本論》諸方之藥與其加減之義，逐味詳考，則於用藥之理，何難之有。

150　麻黃附子湯方論　附麻黃附子甘草湯

【方】**麻黃附子湯**　水之爲病，其脈沉小，屬少陰，宜此湯。

麻黃六錢　　　　　附子三錢　　　　　炙甘草四錢

【方】**麻黃附子甘草湯**　少陰病，始得之二三日，麻黃附子甘草湯微發汗。以二三日無裏證，故微發汗也。

麻黃二錢　　　　　附子錢半　　　　　炙甘草二錢

【論】按二方藥味俱同，但分兩少變耳。而一則以微發汗麻黃用二錢，一則温經行水只加麻黃一錢，合前是三錢，而其功用大異。于此可見經方之變化如龍，而分兩須嚴也。麻黃附子湯，余凡二用，俱奏神效。惟麻黃附子甘草湯惜未遇其證，無從一試爲恨耳。而《世補齋》極贊其神。且分量減到最低，每藥只用幾分，以治少陰中見太陽，始得之二三日之間，發熱無裏證，及麻黃附子細辛湯亦然。

151　陳如蘭浮腫治驗附瞿品蓮案

【案】1908 年戊申三月，商人陳如蘭來就診，年卅餘，周身浮腫，足不能納屨。診其脈沉，知屬少陰。擬麻黃附子湯；麻黃六錢，甘草四錢，附子三錢，投一劑。次日復診，囑仍服原方。三劑後，與真武湯乃痊。1930 年庚午秋，治室女瞿品蓮浮腫證，仍取此方，分量減半，二劑即癒，亦繼真武湯善後。

152　桂甘薑棗麻辛附子湯方論

【方】桂甘薑棗麻辛附子湯　氣分，心下堅大如盤，此湯主之。

桂枝錢半　　　炙甘草一錢　　　麻黄錢半

細辛一錢　　　附子錢半　　　　生薑錢半

大棗二枚

服後，當汗出如蟲行皮中，即癒。

【論】《論》曰：太陽病下之後，脈促胸滿者，桂枝去芍藥湯主之。少陰病，始得之，反發熱脈沉者，麻黄附子細辛湯主之。今觀本方藥味即二方復用。《論》曰：陰陽相得，其氣乃行；大氣一轉，其氣乃散。辛溫之藥，以振其胸中之陽，則少陰太陽升降出入無礙，膻中之氣得以下達，膀胱氣化則能出矣。故汗出而病解。縱觀《金匱》水氣篇：風水、皮水、黄汗，皆有出方，而正水、石水，不出方。惟舉其證曰：正水其脈沉遲，外證自喘。石水其脈自沉，外證腹滿而不喘。後文又爲總補出治法曰：諸有水者，腰以下腫，當利小便；腰以上腫，當發汗乃癒。故正水勢必從下而上，從內而外，因脹以及腫較之單腹脹，治之易癒耳。陳修園于本方加知母三錢，名消水聖癒湯。余屢用之，均得小便利而癒。《經》云：病從上而下，而下甚於上者，先治其上，後調其下；從下而上，而上甚於下者，先治其下，後調其上。本方與《指南》治朱姓腫脹一案是也。兹將朱案附列，以便學者參看。朱，初日面腫，邪干陽位，氣壅不通，二便皆少，桂附不應。即與導滯，滯屬有形，濕熱無形，入肺爲喘，乘脾爲脹，六腑開闔皆廢，便不通爽，溺短渾濁，時或點滴。視其舌絳口渴，腑病背脹，臟病腹滿，更兼倚倒左右，腫脹隨著處爲甚，其濕熱布散三焦，明眼難以決勝矣。從上之下者治其上，又云：從上之下而甚於下者，必先治其上，而後治其下。此證逆亂紛更，全無頭緒，皆不辨有形，無形之誤。姑以清肅上焦爲先。

飛滑石錢半	杏仁十粒	生薏仁三錢
通草一錢	枇杷葉三錢	茯苓皮三錢
豆豉錢半	梔子皮一錢	

【按】此手太陰肺經藥也。肺氣窒塞，當降不降，杏仁微苦能降氣，滑石甘涼滲濕解熱，薏仁、通草淡滲走氣分，杷葉辛涼開肺氣，茯苓用皮治皮，梔、豉通陽以宣陳腐鬱結。凡此諸品，氣味俱薄，爲上焦之藥，匯以成方，法本徐之才，輕可去實之意。

153　金茂魁腫證治驗

【案】1920 年庚申，金恒裕布商瑞棠，其長兄貿易在滬，二偃從父就學，均得浮腫證。經滬某醫治之無效，乘

輪返甌。長侄體弱，到店即亡。次日，瑞棠邀余診次侄茂魁。觀其病，頭面周身浮腫，咳逆上氣。診寸口脈遲。詢知，口不渴，便秘溺短。擬《金匱》桂甘薑棗麻辛附子湯加知母爲陳修園消水聖癒湯。書方成，囑服六劑。瑞棠將方抄寄上海，其兄走商某醫，詢以可服否。某醫睹方驚駭，亟云不可。其即電止勿服。幸已進三劑病減六七，遂盡六劑。繼與真武湯，服五劑病乃痊癒。

154　《外臺》茯苓飲方論

【方】《外臺》茯苓飲　治心胸中有痰宿水，自吐出水後，心胸間虛氣滿不能食，消痰氣令能食。

西潞參三錢	茯苓三錢	白术二錢
枳實一錢	陳皮一錢	生薑錢半

【論】此痰飲瘥後調治之方，而非邪盛治病之劑，不然，何可用參也。方中：參、术補虛，橘、枳運氣，使補者不滯，行者不耗；更取苓之驅餘邪，薑之振胃陽，雖補而寓之以泄。先哲制方之妙，原是如珠走盤，圓滑不板，豈硜硜然不知變通者所可語哉。遜清葉氏常用之而能隨證

加減，詢爲學古有得者，仰之仰之。

155　戴文席陽虛救逆治驗

【案】1920 年庚申季夏，余寓小南小高橋，居近水阜，就診者舟至頗便。戴君文席時亦乘舟來就診。按其脈，大而滑，虛浮無力。以年方廿餘，體格壯盛，曷得此陽虛之脈。因詢其姓氏，自言爲涵康莊綏先之侄，始病喉痛頸腫，外科王某投以生地石膏銀花金汁等解毒清火藥三四劑，病不去而痰多不能食，頭暈身瞤動。此寒涼過服致陽虛飲盛，與真武湯一劑，其病若失，更與《外臺》茯苓飲調之。

156　醫不可一日輟其學

【話】夫醫爲萬民司命，臨症蕘爾之際，全賴平時多讀書，揣摩純熟，始能應變無窮，鮮有過失。然醫道高深，無有止境，杏林之賢，尚殺母子二人，葉香岩、薛一瓢二

公，仍有錯斷之證，爲醫之難也。余懸壺三十載，未能寡過，往往今日治癒一證，而追憶某時某君之證亦類此，竟不能癒。然則，今日治不癒之證，安知三五年後不能治之乎，若此，則學識囿之耳，而醫可以一日輟其學乎。

157　論老人小兒之突變迅速并舉壽兒之失以示戒

【話】治小兒老人之證，最當留意真元，偶爾忽略，便致不救。蓋老人陽衰陰涸，譬之老樹枯枝難禁摧折；小兒稚陽始生，陰精未足，如青草初萌，不任凌蹴。痢疾一證，外挾時邪盤踞腸胃，內干臟氣剋削脾腎，恒有痢未已而真元先傷者。先哲謂腑實臟虛，信然。故老人小兒當此，非惟消剋慎投，并當預顧虛脫，稍有率意，即肢厥汗漓，陽亡莫救。此余經歷之言，非徒虛語。1943 年癸未仲夏，湖州商人壽氏子，生周餘，體質脆弱，患痢疾，草藥不癒，來請診。觀痢數，身微熱無汗，與人參敗毒去柴胡獨活。薄暮，來易方，言痢減欲嘔，乃授以黃芩加半夏生薑湯而去。至夜，復來叩門云：兒腹痛有汗。余因日間疲勞欲息，辭以明晨再診。次日早餐後往診，見兒唇口青，肢冷，急投四逆加參，已不及救矣。是歲六月，老友王志澄亦病痢腹痛。晨來延診，即往診後與人參敗毒。次晨復診，痢雖瘥而脈轉大，按之虛，口不渴，小便清，駭甚。以此翁中氣不足，胃病瘥才匝月耳，今痢方一日而臟氣遂傷。即投理中湯以扶脾陽，其病轉安。因思：王翁和壽兒同病，致壽兒不救因余之疏也。書此爲後來者鑒戒。

跋

　　余就讀温州衛生學校期間，時年十六。授課劉家驊公見余勤奮刻苦，曰：温州三院國華許老學驗俱富，汝可問業。次年暑假，偷業觀診於國華老。時值酷暑，診室若市，又無電扇，師怒曰：熱，離去！余知趣離去一米，旋即近，如此數日。師問：何人？答：習醫學生。師喜：坐，抄方。遂每日上午門診抄方，下午病房會診，學業大進。暑期畢，許師曰：温州名醫肖峰先生造詣精深，私交篤厚，子宜師之。然章公必汝熟誦《傷寒雜病論》而後可。如是，華蓋山麓故居苦讀《大論》晝夜不輟者三月。許老攜余拜謁章師，遵囑背誦太陽之爲病，脈浮，頭項強痛而惡寒……師大喜曰：孺子可教！

　　先生家學淵源，治學嚴謹。經典著作修養深邃，各家學説兼收并蓄，臨床辨證言必經旨，立法遣藥務宗名方。嘗誨余曰：名家之所偏即是名家之所長。《千金》《外臺》方大藥衆然雜而不亂，《臨證指南》方小藥簡但法度深嚴，丹溪重陰謂陰常不足陽常有餘，景岳崇陽言人之大寶只此一息真陽，魏玉橫鑒香燥之弊而創一貫煎，王清任力辟中風之非而制補陽還五，取其所長避其所短，乃爲上醫。嗣以先師祖《河間醫話》示余曰：師之所學盡在此書，子其精讀，深望焉！遂知師之所學悉本隱庵修園而於葉氏《指南》尤多妙悟。噫！漁獵千秋，上池漱潤，長沙接武，通達天人，析性命之微，握起死之柄，涵好生之德，吐一腔之秘，悠然燦然，非夫《河間醫話》乎。是爲跋。

2017 年丁酉冬月弟子蔡定芳跋于南山書屋